CRÉATION D'UN SERVICE SPÉCIAL

POUR LES MALADIES

DES ORGANES URINAIRES

OUVRAGES DE M. CIVIALE

CHEZ LES MÊMES LIBRAIRES.

TRAITÉ PRATIQUE DES MALADIES DES ORGANES GÉNITO-URINAIRES. *Troisième édition*, considérablement augmentée. Paris, 1858-60, 3 vol. in-8 avec figures intercalées dans le texte. 24 fr.

Cet ouvrage est ainsi divisé :

TOME I. Maladies de l'urèthre. — TOME II. Maladies du col de la vessie et de la prostate. — TOME III. Maladies du corps de la vessie.

TRAITÉ PRATIQUE ET HISTORIQUE DE LA LITHOTRITIE. Paris, 1847, 1 vol. in-8 de 600 pages avec 8 planches. 8 fr.

DE L'URÉTHROTOMIE, ou de quelques procédés peu usités de traiter les rétrécissements de l'urèthre. Paris, 1849, in-8 de 124 pages avec une planche. 2 fr. 50

LETTRES SUR LA LITHOTRITIE, ou Broiement de la pierre dans la vessie. Première Lettre à M. Vincent KERN. Paris, 1827. — Deuxième Lettre. Paris, 1828. — Troisième Lettre : *Lithotritie uréthrale*. Paris, 1831. — Quatrième Lettre à M. DUPUYTREN. Paris, 1833. — Cinquième Lettre, 1837. — Sixième Lettre, 1847. 6 parties, in-8. 10 fr.

Séparément les Troisième, Quatrième et Sixième Lettres, in-8. Prix de chacune. 1 fr. 50

PARALLÈLE DES DIVERS MOYENS DE TRAITER LES CALCULEUX, contenant l'examen comparatif de la lithotritie et de la cystotomie, sous le rapport de leurs divers procédés, de leurs modes d'application, de leurs avantages ou inconvénients respectifs. Paris, 1836, in-8, fig. 8 fr.

TRAITÉ DE L'AFFECTION CALCULEUSE. Paris, 1838, 1 vol. in-8 avec planches.

DU TRAITEMENT MÉDICAL ET PRÉSERVATIF DE LA PIERRE ET DE LA GRAVELLE. Paris, 1840, in-8.

L'ART DE BROYER LA PIERRE, ou Résumé pratique des conférences faites à l'hôpital Necker. 1 vol. in-8, avec fig. *Sous presse*.

Paris. — Imprimerie de E. MARTINET, rue Mignon, 2.

CRÉATION D'UN SERVICE SPÉCIAL

POUR LES MALADIES

DES ORGANES URINAIRES

DANS LES HOPITAUX DE PARIS

DISCOURS

PRONONCÉ

A L'OUVERTURE DES CONFÉRENCES CLINIQUES DE L'HOPITAL NECKER

PAR

LE DOCTEUR CIVIALE

PARIS

J.-B. BAILLIÈRE ET FILS,

LIBRAIRES DE L'ACADÉMIE IMPÉRIALE DE MÉDECINE,

Rue Hautefeuille, 19.

Londres,	Madrid,	New-York,
HIPPOLYTE BAILLIÈRE.	C. BAILLY-BAILLIÈRE.	BAILLIÈRE BROTHERS.

LEIPZIG, E. JUNG TREUTTEL, QUERSTRASSE, 10.

1864

A

M. HUSSON

MEMBRE DE L'INSTITUT ET DE L'ACADÉMIE DE MÉDECINE,
DIRECTEUR GÉNÉRAL DE L'ASSISTANCE PUBLIQUE.

Monsieur le Directeur,

En prenant possession des nouvelles salles de l'hôpital Necker destinées aux maladies des voies urinaires, j'ai examiné, dans une première conférence, les procédés généralement suivis dans les hôpitaux pour le traitement des calculeux par la lithotritie.

Dans cette appréciation sommaire, quelques chirurgiens ont cru apercevoir des allusions désobligeantes. Un professeur de clinique chirurgicale a même protesté dans une leçon publique.

De très-courtes explications de ma part ont suffi pour calmer des susceptibilités trop irritables, et j'ai profité de l'occasion qui m'était offerte pour reprendre avec de nouveaux développements des questions importantes sur les divers modes d'application de l'art de broyer la pierre.

Il en est résulté ce travail que je vous présente, MONSIEUR LE DIRECTEUR, avec la conviction d'avoir fidèlement observé les règles de la discussion scientifique. Vous en jugerez par vous-même et vous apprécierez la portée de mes observations, d'autant plus sûrement que les faits pratiques de la lithotritie, par leur évidence, sont de ceux que l'on peut constater sans avoir des connaissances spéciales.

Un calculeux est soumis à l'opération de la lithotritie, la pierre est broyée, les débris sont expulsés, les souffrances cessent, la santé revient : autant d'effets que chacun peut voir et apprécier.

Les suites du traitement diffèrent-elles dans une grande proportion, il est à peu près certain que la pratique n'a pas été de tout point conforme aux préceptes dérivés de l'expérience. Or, ce sont les faits d'expérience qui jugent en définitive les questions de thérapeutique. Vous êtes mieux que tout autre, MONSIEUR LE DIRECTEUR, en position de connaître exactement les résultats de la lithotritie dans les hôpitaux de Paris depuis 1826, époque des premiers essais de la nouvelle méthode dans ces établissements.

Ces faits, recueillis, analysés, classés, soumis à la loi des grands nombres, pourraient servir utilement à l'appréciation exacte des instruments et des procédés divers qui ont successivement été en usage. En publiant ces faits, MONSIEUR LE DIRECTEUR, vous combleriez une lacune regrettable dans l'histoire de la lithotritie, en même temps que vous fourniriez des éléments de comparaison à la critique impartiale.

Mais si vous croyez prudent de ne pas les livrer à la publicité, ils suffiront du moins pour éclairer votre conscience. Vous apprécierez alors en toute connaissance la justesse de mes remarques et les raisons qui m'ont fait solliciter l'appui de votre administration, afin d'assurer l'existence du service spécial des calculeux au profit de l'enseignement clinique et de la propagation de la saine méthode.

CIVIALE.

12 avril 1864.

CRÉATION D'UN SERVICE SPÉCIAL

POUR LES

MALADIES DES ORGANES URINAIRES

DANS LES HOPITAUX DE PARIS.

Personne n'ignore que c'est dans ma pratique particulière que l'art de broyer la pierre dans la vessie fut appliqué pour la première fois au traitement des calculeux; c'est de la même source que proviennent les principaux faits qui ont assuré à cet art nouveau la place qu'il occupe en chirurgie.

L'administration de l'Assistance publique, toujours préoccupée du soulagement des pauvres et pénétrée de plus en plus de l'utilité de ma méthode, décida, en 1829, que douze lits d'un hôpital seraient mis à ma disposition, dans le but de faire participer les malades indigents aux bienfaits de la lithotritie et de propager la connaissance pratique de cette méthode.

En créant ce nouveau service, l'administration n'a pas eu, ainsi qu'on l'a prétendu depuis, la pensée de faire expérimenter la lithotritie. Cette méthode n'était plus pour moi à la période des essais; mes instruments et mes procédés avaient atteint toute la sûreté et la précision désirables (1); j'avais déjà opéré et guéri 115 malades, parmi lesquels se trouvait le célèbre profes-

(1) Voyez le rapport de Percy et Chaussier en 1824, et le compte rendu de mon ouvrage, 1827: *De la lithotritie, ou broiement de la pierre dans la vessie*, par M. Velpeau (*Archives générales de médecine*, t. XV, p. 156-160).

seur A. Dubois, une des grandes illustrations de la chirurgie contemporaine.

M. B....., chirurgien de l'hôpital Necker, voulut bien céder les douze lits dont l'administration avait besoin pour installer le nouveau service, et j'entrai immédiatement en fonctions.

Depuis 1829, j'ai fait tous mes efforts pour atteindre le but de cette institution tout à la fois chirurgicale et philanthropique ; mais j'ai eu souvent à lutter contre plusieurs chirurgiens qui se sont succédé à l'hôpital Necker et qui, se disant encyclopédistes, ont toujours été, à ce titre, les ennemis nés des spécialités.

Il en est même qui auraient voulu réduire mon service à une application manuelle de la lithotritie. Tout ce qui dans le traitement des calculeux se trouvait en dehors de cette limite, semblait devoir leur appartenir. Aller au delà de l'acte mécanique, c'était enfreindre les règlements ; les plaintes à ce sujet se multiplièrent à l'infini (1).

On comprend que je n'aie pas tenu compte de ces exorbitantes prétentions qui auraient mis les malades, l'opération et l'opérateur à la merci de chirurgiens très-persuadés que l'art et l'humanité sont leur bien propre et n'existent que pour eux exclusivement.

Ces prétentions rappelaient celles des médecins du siècle dernier contre les chirurgiens. J'ai dû maintenir intacte mon indépendance d'action, sans me préoccuper du bruit qui se faisait autour de moi. J'ai fait à l'hôpital comme dans la pratique civile ; c'est-à-dire que j'ai assumé sur moi toute la responsabilité du traitement, en employant, suivant que je le jugeais opportun, tous les procédés en usage contre les maladies des organes génito-urinaires et tous les moyens propres à en assurer le succès.

Cette ligne de conduite, la seule, à mon sens, compatible avec la dignité d'un chef de service, fut bien jugée par l'administration qui me continua son bienveillant appui et écarta, toutes les fois

(1) Voyez mon *Traité pratique et historique de la lithotritie*, Paris, 1847, p. 561 et suiv.

Ce n'est pas seulement à l'administration hospitalière et aux journaux de médecine qu'on s'adressa pour attaquer les services spéciaux ; plusieurs chirurgiens des hôpitaux se réunirent pour signer en commun une protestation dans le journal politique *le Siécle* du 6 août 1843. J'ai conservé cette pièce, qui est fort curieuse.

qu'elles se produisirent, les plaintes formulées par le mauvais vouloir et la rivalité professionnelle.

C'est donc à travers mille entraves et des tracasseries de tout genre que le service des calculeux a persisté depuis 1830. Plusieurs fois même on a demandé, mais toujours vainement, qu'il fût supprimé (1).

Lors de la catastrophe de février, le premier soin de ceux qui se trouvaient à la tête de l'administration fut d'abolir tous les services spéciaux qui existaient alors dans les hôpitaux de Paris. La plupart tombèrent ; mais le premier magistrat de la cité voulut qu'on respectât celui des calculeux.

Après le retour de l'ordre dans le pays, je m'adressai à l'administration hospitalière afin d'obtenir une nouvelle organisation du service. Ma lettre à M. le directeur général se terminait de la manière suivante :

« Si ces vues, si cette combinaison, ou toute autre que vous jugerez propre à atteindre le but, parviennent, monsieur le directeur, à fixer sérieusement votre attention ; si vous attachez, comme personne n'a le droit d'en douter, une grande importance à conserver, à perfectionner une institution créée par vos devanciers, et qui a produit d'heureux résultats, même dans les conditions les plus défavorables ; d'un autre côté, si vous tenez compte du mouvement qui se produit, à l'avantage de tous et malgré toutes les résistances, vers le fractionnement et la spécialisation de la pratique chirurgicale ; vous n'aurez certainement pas égard à des prétentions et à des réclamations fondées uniquement sur des intérêts individuels ; et le service des maladies calculeuses recevra, sous votre bienveillant et philanthropique patronage, le complément d'organisation qui lui manque.

» En résumé, disais-je, il s'agit, monsieur le directeur, de décider si une méthode chirurgicale, dont les résultats ont fixé l'attention et obtenu les suffrages de toute l'Europe, sera exposée, faute des moyens de l'enseigner et de l'appliquer, à périr, au grand préjudice de l'art et de l'humanité, dans le pays qui la vit naître ; ou si elle recevra de l'administration compétente les moyens qui lui sont indispensables pour se continuer et se

(1) Voyez *Traité pratique et historique de la lithotritie*, Paris, 1847, p. 561.

perfectionner. C'est à vous, monsieur le directeur, à prendre cette décision.

» De mon côté, vous me trouverez entièrement disposé à consacrer, pendant les quelques années qui peuvent me rester, tous mes soins à remplir vos intentions, à vous aider des lumières de mon expérience, et à transmettre au chirurgien appelé à me succéder tout ce que m'a appris une longue pratique.

» Vous savez, monsieur le directeur, que c'est à titre gratuit que je fais mon service. Mais, d'un côté, ceux qui viendront après moi pourront fort bien ne pas pouvoir suivre mon exemple; d'un autre côté, ne voulant pas léguer à l'administration des hôpitaux une charge quelque minime qu'elle soit, je vous offre d'établir, avec mes deniers, une rente perpétuelle pour les honoraires du chirurgien chargé du nouveau service; ce sera le complément de mes efforts pour mener à bonne fin la mission qui m'a été confiée.

» Telles sont, monsieur le directeur, les observations qu'il m'a paru utile de placer sous vos yeux; puissent-elles vous convaincre de l'importance que j'attache au succès d'une institution d'utilité publique, destinée à propager dans les temps à venir une découverte que l'Institut de France a déclarée glorieuse pour la chirurgie française et consolante pour l'humanité.

» Agréez, etc. (1) »

(1) Je reproduis ici les conclusions du rapport dont quelques personnes me paraissent avoir oublié les termes :

« De ce qui précède, disait la commission académique, le 22 mars 1824, et » voulant tenir un juste milieu entre l'enthousiasme qui exagère tout, et la » prévention contraire qui cherche à tout rabaisser, nous estimons que la » méthode nouvelle proposée par M. le docteur Civiale, pour détruire la pierre » dans la vessie, sans le secours de l'opération de la taille, est également glo- » rieuse pour la chirurgie française, honorable pour son auteur, et consolante » pour l'humanité; que nonobstant l'insuffisance dont elle peut être dans quel- » ques cas, et la difficulté de l'appliquer dans quelques autres, elle ne peut » manquer de faire époque dans l'art de guérir qui la regardera comme une » de ses ressources les plus ingénieuses et les plus salutaires; enfin, que » M. Civiale, qui a bien mérité de sa noble profession et de ses semblables, » a aussi acquis des droits à l'estime et à la bienveillance de l'Académie, dans » le sein de laquelle la philanthropie a son culte, comme les sciences y ont leur » autel. »

Mon projet, favorablement accueilli par la direction de l'Assistance publique, fut présenté d'abord à la commission de surveillance des hôpitaux, puis au conseil municipal de Paris et adopté par ces deux assemblées. Soumis ensuite au ministère de l'intérieur et au conseil d'État, il a reçu leur approbation. Enfin il a obtenu la sanction suprême de l'Empereur. Ces formalités étaient nécessaires par suite de la donation que j'avais faite (1).

Ainsi, grâce au zèle éclairé et aux vues philanthropiques de l'administration des hôpitaux, au concours unanime des hommes éminents qui composent la commission de surveillance et le

(1) Dans la commission de surveillance se trouvaient quatre médecins et chirurgiens dont trois, hostiles à la proposition, s'élevèrent contre elle, mais sans succès ; elle fut votée à une grande majorité.

Au conseil municipal de la ville de Paris, siégeaient alors MM. Thierry et Ségalas. C'est à l'examen préalable de ces deux conseillers que fut soumis mon projet. On ne pouvait pas choisir deux commissaires plus compétents ; ils étaient médecins tous les deux et tous les deux spécialistes, l'un par succession et l'autre par choix.

Mais au lieu de soutenir la spécialité et en particulier le service des calculeux, nos judicieux confrères l'attaquèrent sans ménagement (*), et ils eurent le déplaisir d'être seuls de leur opinion. Ma proposition fut acceptée et la réorganisation du service des calculeux fut votée.

On a vu se produire au sujet de cette organisation ce qu'on avait observé à l'Académie des sciences à l'égard de la lithotritie et de son auteur.

Le rapport de 1824 dont je viens de reproduire les conclusions, constate que l'Académie avait favorablement accueilli mes travaux qui sont, en effet, appréciés dans le rapport, et le jugement qu'on en a porté a reçu la sanction de l'expérience.

Par un revirement d'opinion, Magendie et Dupuytren se séparèrent de leurs collègues et devinrent les adversaires de la lithotritie.

Mais l'art de broyer la pierre, abandonné de ses défenseurs naturels, fut bientôt placé sous le patronage de l'élite de nos savants. Arago, Biot, Cuvier, Dulong, Fourrier, Gay-Lussac, Poisson, Prony, Thenard, etc., émus par le sentiment d'une injuste aggression, prirent notre défense, ils firent ressortir les bienfaits de la nouvelle méthode, et l'Académie entière, s'associant à leurs vœux, nous rendit pleine justice, malgré les efforts de nos adversaires (**).

(*) Voyez le rapport de M. Thierry (*Moniteur des hopitaux*, 30 mars 1858).

(**) Voyez sur ce point très-instructif, mes *Lettres sur la lithotritie* de 1827 à 1848, et mon *Traité pratique et historique de la lithotritie*, Paris, 1847, p. 480 et suiv., in-8°, avec pl.

conseil municipal, grâce à l'intervention de M. le baron Haussmann, préfet de la Seine, qui a donné son puissant appui à l'administration hospitalière contre une opposition systématique, une lacune considérable de l'enseignement et de la pratique de l'art chirurgical se trouve définitivement comblée.

Quelques remarques sur le nouvel établissement et sur la lithotritie pour l'application de laquelle il a été fondé doivent trouver ici leur place.

DE L'OPPOSITION QUE DES CHIRURGIENS DE PARIS ONT FAITE A LA LITHOTRITIE ET AU SERVICE DES CALCULEUX.

Observations préliminaires.

C'est le 13 janvier 1824 que je fis ma première opération de lithotritie, en présence d'une commission de l'Académie des sciences et de plusieurs chirurgiens de Paris. J'avais déjà consacré six années à l'établissement et au perfectionnement de l'appareil instrumental, à la création du procédé opératoire suivant cette méthode et à un grand nombre d'expériences propres à la rendre applicable à l'homme. Ce qui a surtout prolongé la durée de cette période, ç'a été l'obligation de procéder toujours dans l'inconnu; car tout était à faire sur ce sujet. J'ai publié (1) des détails intéressants pour ceux qui font des découvertes.

Ensuite, durant une période de quarante années, le nouvel art a parcouru les phases diverses d'application, d'opposition, de perfectionnement et de succès final que toute découverte doit subir.

Grâce à l'appui qu'il a trouvé, notamment à l'Académie des sciences et à l'immense amélioration qu'il apportait au traitement de l'affection calculeuse, cet art s'est développé avec une rapidité d'autant plus extraordinaire, qu'en chirurgie les opinions nouvelles s'établissent avec beaucoup de difficultés ; chaque résultat tendant à modifier, à agrandir les idées admises étant pour ainsi dire étouffé par les discussions que soulèvent la rivalité, la prévention et la jalousie professionnelle.

(1) *Traité pratique de la lithotritie*, Paris, 1847.

Les débats que la lithotritie a fait naître ont eu tout particulièrement ce caractère (1).

Cependant l'innovation est sortie victorieuse des luttes les plus acharnées dont les annales de la science aient conservé le souvenir.

On n'a plus à s'occuper aujourd'hui des prétentions rivales; chacun de ceux qui les élevaient a trouvé sa place.

Les discussions bruyantes de l'opposition, de 1835 à 1847, ne paraissent pas devoir se reproduire. Reste la période de mutisme qui est venue ensuite et dans laquelle l'action remplace la parole.

(1) Toute découverte dans les sciences a généralement à souffrir (sans compter les prétentions rivales) de la part de ceux qui ne croient point, parce que leur esprit n'est pas préparé par l'observation du passé, au progrès qui s'effectue, et surtout de ceux qui ne refusent pas de croire parce que l'évidence les y contraint, mais qui ont intérêt à repousser tout projet qui se réalise. Les premiers qui ne savent pas, qui prennent souvent l'inconnu pour l'absurde, ne font en général qu'une opposition passive et silencieuse, et plus ou moins dissimulée; mais les derniers se font remarquer surtout par leur activité dévorante, et pénétrés de ce principe que l'union fait la force, ils réunissent leurs efforts lorsque chacun en particulier se méfie de ses propres ressources.

La lithotritie, par son apparition soudaine, et surtout à raison de son importance, devait plus que toute autre invention, subir de fortes épreuves; elles ne lui ont pas fait défaut.

L'opposition qu'on lui a faite en France s'est produite sous toutes les formes, même sous celle de l'éloge : on y remarque trois périodes, dans chacune desquelles on a procédé d'une manière différente.

Période des insinuations.—Dans la première période (1826), l'opposition s'en prit à la lithotritie et à son auteur; il se forma une coalition active, passionnée, cherchant à ruiner les travaux qui avaient constitué l'art de broyer la pierre, afin de leur en substituer d'autres. On ne s'arrêta pas là.

Croirait-on que des chirurgiens français, oubliant ce sentiment patriotique désigné par Corneille sous le nom de *libéralité envers le pays natal*, ont cherché, dans un intérêt privé, à *dénationaliser* la lithotritie et à faire les honneurs de cette découverte à un pays voisin? Hâtons-nous de dire, toutefois, que plusieurs voix parmi nous se sont élevées avec force contre cette audace incroyable. Et l'une des gloires scientifiques les mieux établies reste acquise à la France. (Voyez mon *Traité pratique de la lithotritie* et mes *Lettres* sur le même sujet. Paris, 1827-1848.)

Je ferai remarquer qu'à l'égard de la méthode elle-même, l'opposition fut d'abord assez modérée. Dupuytren la dirigea avec un art infini; il ne contes-

Elle doit seule nous occuper, avec d'autant plus de raison qu'il s'agit de l'application même de la méthode.

Quelques mots sur des faits observés dans les hôpitaux de Paris depuis 1824.

On sait que plusieurs chirurgiens alors en exercice dans les hôpitaux, se montrèrent très-hostiles à la lithotritie; ils voulurent, dit M. Thierry, lui fermer les portes de la science. Il est bien entendu que je ne parle pas de celui qui abandonna généreusement une partie de ses salles de service pour lui ouvrir celles des hôpitaux.

Contre des adversaires tout-puissants on ne pouvait rien

tait pas nos succès, mais il cherchait à les amoindrir; il insistait principalement sur l'impossibilité probable d'extraire de la vessie tous les débris pierreux, argument qu'on a reproduit sous toutes les formes et auquel on a fini par renoncer.

Période d'agitation.— Aux manœuvres habiles de Dupuytren, succédèrent les attaques brutales, les manifestations bruyantes qu'il nous suffit d'indiquer ici, les ayant fait connaître dans la *sixième lettre sur la lithotritie.* (Voyez aussi les *comptes rendus de l'Académie* pour 1847, et le *Journal des progrès*, t. III, p. 60 et suiv. 1835.)

Dans ces débats qui ont affligé tous les hommes sérieux, et que sir Philippe Campton a justement qualifiés, on ne voulait rien moins que démolir les travaux qui ont édifié l'art de broyer la pierre, et, à défaut de bonnes raisons, on eut recours à la menace contre ceux qui avaient la hardiesse de s'y opposer. La campagne ne fut pas heureuse pour les adversaires de la lithotritie. (Voyez notre *sixième lettre.*)

Troisième période. — Le but de la troisième période, qu'on peut appeler la période du *mutisme*, n'est pas clairement défini : on ne parle plus depuis 1847, mais l'on agit. On peut la résumer en disant que c'est une entente cordiale entre quelques chirurgiens encyclopédistes, qui appliquent la nouvelle méthode d'une manière de plus en plus vicieuse, et qui ne paraissent pas s'apercevoir qu'ils finiront par la rendre de plus en plus inacceptable. Il est évident, en effet, que toute opération chirurgicale qu'on fait mal et avec des instruments défectueux, ne peut produire que des résultats désastreux, propres à la discréditer.

Nous avons eu notre large part dans les attaques dont on a été si prodigue à l'égard de la nouvelle méthode. C'est ainsi, du reste, que la jalousie et la

attendre des protestations de la lithotritie naissante. Il fallait employer des moyens plus propres à mettre la vérité en lumière; je les trouvai dans les faits pratiques qui ont ici d'autant plus de portée que chacun peut les apprécier. Ainsi les instruments lithotriteurs sont devenus dans mes mains ce qu'est la parole pour d'autres hommes : un moyen de défense.

Cependant, témoins des succès toujours croissants que j'obtenais par la nouvelle méthode, les chirurgiens des hôpitaux se décidèrent à l'appliquer, mais sans prendre la peine de l'étudier. Habitués à réussir en tout et vite, ils furent très-surpris d'être arrêtés dans cette circonstance ; aussi prirent-ils le parti de faire appliquer la méthode sous leurs yeux par de jeunes chirurgiens du dehors.

Ces tentatives d'opération, souvent répétées, dans lesquelles on

rivalité professionnelles récompensent les travaux sérieux. Ce procédé, très-sévèrement qualifié par des hommes graves, paraît avoir sa raison d'être dans les dispositions de l'esprit humain.

On a observé, en effet, que, lorsqu'un jeune chirurgien arrive subitement à une réputation solide, qui s'étend et se soutient, ses maîtres de la veille et ses collègues du jour éprouvent un sentiment de déplaisir qui dégénère souvent en passion. La réputation naissante de Vacca empêchait, dit-on, Scarpa de dormir. Or, sous l'influence de ce sentiment, on découvre partout des torts; on n'accepte pas franchement le succès, on exclut le talent et l'on ne voit que le hasard et le bonheur dans les résultats obtenus. Remarque-t-on de la sûreté, de la facilité, de la précision dans les mouvements ; on dit que l'homme est ainsi fait, et que c'est son organisation, et l'on ne se doute même pas de tout ce qu'il a fallu de temps, d'exercice et d'expériences pour atteindre le but.

Quant à la lithotritie, elle a moins souffert de ces luttes violentes qu'on n'aurait pu le penser. Ainsi, en 1826, les combinaisons hostiles les plus habiles n'ont pas détourné l'Académie des sciences de lui décerner la récompense réservée aux grandes découvertes. (Voyez *De la lithotritie, ou broiement de la pierre dans la vessie*, 2e partie, 1827, et mes *Lettres* sur le même sujet.)

En 1832 et 1835 il s'était formé une coalition formidable dans le but de transformer notre pratique et de dénaturer nos faits cliniques. L'opposition dépassa la mesure et l'art de broyer la pierre n'en fut pas ébranlé. C'est principalement contre les opérations pratiquées à l'hôpital que les adversaires de la lithotritie se soulevèrent avec une extrême violence. (Voyez plus loin l'article *Faits cliniques*.) Ils disaient la méthode et le service entièrement ruinés. Eh bien ! le service reçoit aujourd'hui la sanction publique et le complément d'organisation qui lui manquait ; les succès de la méthode croissent de jour en jour.

employa toujours des instruments et des procédés autres que les miens, ne furent pas heureuses, et l'on y renonça, trop tard pour les malades et pour la méthode (1).

Les premiers essais de ce genre furent faits à l'Hôtel-Dieu en 1826. Dupuytren, voulant expérimenter quelques instruments nouveaux et les perfectionnements qu'on disait avoir faits à mes appareils, appela à sa clinique les auteurs de ces modifications.

Dans ce concours, on s'occupa de *mécanique* plutôt que de *chirurgie*. Les nouveaux instruments furent examinés et adoptés avec un empressement et une confiance dont on ne se rend pas compte. Dupuytren les fit valoir dans les commissions Montyon, il fit accorder des récompenses aux auteurs, et, ce qui est plus extraordinaire, il s'en servit lui-même.

Est-il nécessaire de rappeler que ces nouveaux appareils qui devaient, suivant les auteurs, nous faire connaître toute la puissance de l'art pour la destruction des calculs vésicaux, n'ont pas été appliqués utilement et qu'ils sont abandonnés?

Dans ces *exhibitions* d'apparat, avec le caractère imposant que le grand chirurgien de l'Hôtel-Dieu savait donner à ses actes publics, je vis un véritable danger pour la lithotritie et je le signalai à l'Académie des sciences à la suite du rapport des commissions Montyon pour 1828, 1831 et plus tard dans ma *quatrième lettre sur la lithotritie* (2).

Je regrette d'avoir à dire que Dupuytren ne quitta pas la voie dans laquelle il s'était engagé, sans s'apercevoir qu'en encourageant des travaux inutiles et qu'en présentant aux élèves et aux jeunes chirurgiens des moyens autres que ceux dont la pratique avait prouvé l'utilité, il contribuait à fourvoyer l'opinion publique sur le broiement de la pierre, et qu'en même temps il plaçait dans les mains des jeunes praticiens des instruments par l'emploi desquels ils n'ont réussi ni à éviter les désordres, ni à terminer une opération.

Ainsi le célèbre chirurgien de l'Hôtel-Dieu, véritable type du professeur de clinique et plein de génie dans l'exercice de son art, s'est manifestement mépris au sujet de la lithotritie, et

(1) Voyez *Traité pratique et historique de la lithotritie*, partie historique.

(2) Voyez aussi mon *Traité pratique et historique de la lithotritie*. Paris, 1847.

ses leçons ont introduit dans l'enseignement et dans la pratique de cette partie de la chirurgie, les opinions les plus erronées.

Lorsque les professeurs de clinique chirurgicale actuellement en exercice, entrèrent en fonctions, ils suivirent naturellement les traditions de l'école et l'exemple de leur maître. Ils ont continué, depuis, d'exposer aux élèves et d'appliquer aux malades les premiers instruments dont je viens de parler, ou d'autres encore non moins défectueux, auxquels manque surtout l'élément chirurgical, qui sont même imparfaits au point de vue de la construction, et partant impropres à l'opération. Faut-il ajouter que ces mêmes chirurgiens ont adopté l'opinion erronée de ceux qui prétendent que la question capitale de la lithotritie est dans l'élément mécanique, et qu'ils ont mis entièrement de côté les caractères tout particuliers et distinctifs de l'opération elle-même?

Ces faits sont fâcheux; mais je devais les rappeler parce qu'ils sont les points de départ et les principales sources, tant des fausses doctrines qu'on a répandues sur l'art de broyer la pierre, que d'une suite de méprises de pratique, acceptées sans méfiance, et qui, fidèlement transmises par tradition, ont conduit un trop grand nombre de chirurgiens distingués, et même des plus haut placés dans l'enseignement et l'exercice de l'art, à confondre les instruments et les procédés utiles avec ceux qui ne le sont pas, et à se persuader que les applications de la nouvelle méthode sont effectuées partout de la même manière. Erreur grave dont les malades et la méthode subissent encore les fâcheuses conséquences.

Il y a plusieurs manières de traiter les calculeux par la lithotritie. Je dois, dans le double intérêt de l'enseignement et de la pratique de cette opération, mettre en lumière les principaux traits qui les différencient.

DE LA LITHOTRITIE TELLE QU'ON LA PRATIQUE DANS LE SERVICE DES CALCULEUX, COMPARÉE A CELLE QU'ON ENSEIGNE A LA FACULTÉ ET QU'ON APPLIQUE DANS LES HÔPITAUX DE PARIS.

Un professeur de la Faculté de médecine ayant déclaré à l'Académie « *que la chirurgie est une république où chacun est libre de penser et d'agir comme il l'entend,* » quelques personnes ont paru croire qu'on n'avait pas le droit d'examiner l'exercice de son voisin. Il y a une distinction à établir :

Lorsqu'un chirurgien, pressé par l'intérêt qu'excite toujours une découverte chirurgicale, s'en occupe pour lui-même et pour les besoins de sa clientèle particulière, c'est un acte de la vie privée ; il n'y a pas lieu d'intervenir.

Telle n'est pas la position que mes confrères ont prise vis-à-vis de la lithotritie. Ils ont des services publics ; ils instruisent des élèves oralement et par écrit ; ils parlent de leur pratique ; ils se posent en juges souverains dans les questions relatives à l'art de broyer la pierre ; quelques-uns vont même jusqu'à dénier aux chirurgiens spécialistes le droit de régler leurs propres affaires. Eh bien ! dans ces circonstances, l'examen est un droit et même un devoir.

J'ai, comme chacun sait, acquis une certaine expérience dans le traitement des calculeux. Sans aller au delà de ce qu'ont fait dans tous les temps les hommes les plus réfléchis dans les sciences appliquées, je puis me servir des données de cette expérience pour apprécier tel ou tel point de théorie ou de pratique chirurgicale, et en particulier pour examiner si les instruments dont on se sert dans les cliniques officielles, si les règles qu'on y enseigne, si les applications qu'on fait de la méthode au traitement des malades, sont toujours conformes à ce que nous savons sur l'art de broyer la pierre. C'est ce que j'ai fait à l'Académie de médecine, en 1847 (1), et ce que je me propose de continuer dans mes conférences cliniques, avec d'autant plus de raison qu'il s'agit spécialement aujourd'hui des applications de la méthode. Toutefois, je me bornerai pour le moment à présenter quelques remarques sommaires (2).

(1) Voyez *sixième lettre sur la lithotritie.*

(2) En combattant les fausses doctrines, je n'ai garde de mal penser de ceux dont je discute les opinions, et moins encore de leur garder rancune. Tout compte fait, ils ont droit à ma reconnaissance. En réalité, ils ont contribué au succès de ma cause. En contestant mes travaux, ils ont contribué à les faire miens ; en contestant mes succès, ils m'ont obligé de les défendre, et finale-

1° *Moyens d'action.*

Tous les chirurgiens savent qu'on a proposé de nombreux instruments pour briser les calculs dans la vessie, et qu'il en reste encore dans la pratique plusieurs dont l'utilité est contestable. Cette question d'instruments est pleine d'intérêt, et comme elle est devenue la source de tant d'erreurs et de commentaires inexacts, il me paraît nécessaire de la remettre à l'étude (1).

Grâce aux nombreuses opérations que j'ai faites et aux amé-

ment mes succès ont reçu de la consistance et de l'éclat ; ils ont fait ma force en me fournissant l'occasions d'assurer mes droits.

Si j'ai repoussé quelques attaques personnelles, c'est uniquement parce qu'elles pouvaient atteindre la lithotritie. (Voyez l'introduction à mon *Traité pratique sur les maladies des organes génito-urinaires*, 3e édition.)

(1) Je m'empresse de faire remarquer qu'au début de la lithotritie il n'était pas aussi facile qu'on pourrait le croire, d'être fixé sur la valeur réelle des instruments lithotriteurs. Rappelons que nos chirurgiens les plus éminents, Boyer, Dupuytren, Larrey, Roux, etc., furent chargés successivement d'apprécier les principaux moyens présentés à l'Académie des sciences pour le prix Montyon. Eh bien ! ces grands praticiens, avec une mission spéciale de l'Académie, ayant tout vu par eux-mêmes, expérimenté ou fait expérimenter sous leur habile direction les instruments qu'on proposait et qu'ils avaient sous les yeux, se sont trompés au point de prendre sous leur patronage et de recommander aux praticiens, sous le couvert de l'Académie, des appareils et des procédés tellement imparfaits, en réalité, qu'aucun n'est resté dans la pratique. Plusieurs circonstances ont concouru à produire l'erreur. D'abord les instruments et les procédés étaient présentés comme des perfectionnements de ceux qui existaient déjà, et l'on eut recours à toute sorte d'expédients afin de dissimuler les difficultés de la manœuvre et l'imperfection des moyens.

D'autre part, les juges n'avaient pour eux que des notions théoriques insuffisantes, et ils purent croire que l'art tout entier était constitué par les instruments qu'ils avaient sous les yeux.

Après ces regrettables méprises, qui ont eu la plus funeste influence sur le développement de la lithotritie, on comprend que les premiers chirurgiens qui sont venus après ces grands maîtres, aient pu se méprendre à leur tour, et il fallait que la méprise fût inévitable, puisqu'elle a été commise par les praticiens les plus éclairés, ce que constatent les dernières décisions des commissions Montyon. (Voyez la *Gazette médicale*, 1859.) Il suffit d'ailleurs de jeter les yeux sur les traités élémentaires de chirurgie et de médecine opératoire les plus répandus dans l'enseignement professionnel. On y

liorations successives que l'expérience m'a suggérées, je me suis trouvé en position de donner aux instruments dont je me sers toute

trouve une exposition confuse des instruments et des procédés de la lithotritie, sans critique, sans distinction de ce qui est utile et de ce qui ne l'est pas. Pour paraître complets, les auteurs ont ramassé tout ce qui a passé par l'esprit de quelques théoriciens aventureux ; ils ont arrangé, coordonné, classé tout cela en méthodes, procédés, appareils, auxquels ils ont accolé des noms propres. Avec ces éléments hétérogènes, les plus habiles dans l'art d'écrire sont parvenus à faire un tout plus ou moins régulier, quant à la forme ; mais au fond, ce n'est qu'un amas confus, incohérent, dans lequel les auteurs se sont placés en dehors des usages établis pour l'étude et l'exposition des procédés chirurgicaux. Ce sont ces exposés qu'on place sous les yeux des élèves.

On a suivi la même voie à l'égard des documents historiques. Les actes officiels eux-mêmes sont reproduits dans les ouvrages, non tels qu'ils sont en réalité, mais tels que la rivalité professionnelle les a arrangés pour le besoin de sa cause. On ne trouverait certainement pas un semblable pêle-mêle dans les anciens traités de chirurgie. (Voyez ma *cinquième lettre*.)

Ce sont ces erreurs, très-involontaires, assurément, que je me suis attaché à combattre, sans me dissimuler qu'il est toujours difficile de détruire des habitudes de longue date et des préjugés enracinés.

J'ai longtemps espéré qu'on tiendrait à la fin compte de mes observations pratiques exposées à plusieurs reprises dans le *Parallèle des divers moyens de traiter les calculeux*, Paris, 1836 ; le *Traité pratique et historique de la lithotritie*, Paris, 1847 ; et pendant la discussion de l'Académie, en 1847, sur l'imperfection des moyens et des procédés adoptés dans la pratique générale. (*Bulletin de l'Académie de médecine*, 1846-1847, t. XII ; 1847-1848, t. XIII.) Je pensais, d'ailleurs, que les auteurs principaux, chefs de service dans les hôpitaux, n'étant plus disposés à apprendre, ainsi que le disait l'un d'eux à l'Académie de médecine, inspireraient à leurs successeurs le soin d'étudier avec plus d'utilité, d'appliquer avec plus de régularité, et, partant, plus de succès, une méthode dont, à leur insu, ils ont failli compromettre les destinées.

Dès lors on se serait borné à substituer, dans les traités élémentaires de chirurgie, les résultats de ces études sérieuses, aux théories erronées qui s'y trouvent, et à adopter dans la pratique générale les instruments et les procédés dont l'expérience a prouvé l'utilité. Or, qu'on le remarque bien, je demandais cette substitution dans l'intérêt de l'enseignement et de la pratique de l'art, des malades comme des chirurgiens, et dans le but tout particulier de vulgariser la lithotritie.

Je ne saurais trop le répéter, il s'agit ici de questions qui intéressent les opérateurs eux-mêmes. Le plus grand malheur qui puisse atteindre un chirurgien honnête, dont les opinions font autorité, c'est de répandre par la voie de

la précision et la sûreté désirables. J'ai même été assez heureux, dans un grand nombre de cas graves et exceptionnels, pour

l'enseignement des doctrines et des préceptes erronés, dont les malades doivent payer de leur vie, après avoir payé de leur bourse, les fausses applications qu'on en fait à la thérapeutique.

A mon grand regret, cet espoir ne s'est pas réalisé; au lieu de tenir note de mes observations, de reconnaître franchement qu'ils s'étaient trompés, ces savants professeurs se sont contentés de reproduire quelques phrases explicatives, sans portée, et dont l'urbanité et le bon goût n'ont pas toujours dicté les termes. (Voyez plus loin *Perfectionnements illusoires.*)

En de telles circonstances, et par suite de la persistance avec laquelle on reproduit des erreurs cent fois signalées, je ne puis me dispenser de rappeler le triste spectacle que donne à tous les yeux l'élite des chirurgiens d'un grand pays dans la pratique d'une opération chirurgicale tellement importante. Ils repoussent systématiquement les instruments et les procédés dont je me sers, par l'emploi desquels cette opération a été établie et se soutient; tandis qu'ils continuent depuis bientôt quarante années, d'exposer aux élèves, d'appliquer aux malades d'autres moyens et d'autres procédés qui n'ont pas l'expérience pour eux, et dont l'emploi n'a réussi que par exception, et qui produisent d'ordinaire des désordres tellement graves que les opérés et les opérateurs en sont effrayés. Il y a là quelque chose d'inouï. Il faut que la lumière se fasse.

D'autre part, ces mêmes chirurgiens tiennent essentiellement à passer pour bien faire la lithotritie. Ils déclarent eux-mêmes (Voyez *sixième lettre*) qu'ils se sont instruits par la théorie et par l'expérience, qu'ils protégent cette méthode et qu'ils ont concouru à *la défendre.*

Lorsque mon projet de réorganiser le service des calculeux fut connu à la Faculté, on s'imagina que cette mesure ferait supposer au public que la lithotritie n'était pas familière aux chirurgiens chargés de l'enseignement. On se révolta contre cette idée, au point qu'il y eut une petite émeute dans l'enceinte de l'école. Plus tard, l'un des professeurs se transporta à l'Académie pour déclarer de sa voix la plus solennelle que la nouvelle méthode de traiter les calculeux était *connue et appliquée dans tous les hôpitaux, à l'instar des autres opérations de la chirurgie.* Ce sont ses expressions.

Dans cette position exceptionnelle, les anciens chirurgiens auraient mieux fait assurément de s'abstenir, comme praticiens et comme professeurs, et d'imiter, en tout ce qui concerne l'art de broyer la pierre, la prudente réserve de Boyer, de Dubois, Lisfranc et beaucoup d'autres, qui ont apprécié la lithotritie, mais sans l'enseigner et sans l'appliquer. Les malades, les élèves, la méthode et les opérateurs eux-mêmes, tout le monde y aurait gagné, et je ne serais pas aujourd'hui dans la pénible nécessité de rappeler des faits regrettables pour l'humanité et pour la profession.

donner à ces instruments des dispositions particulières qui ont permis de les appliquer plus utilement.

Mes principaux instruments sont : le trilabe et ses accessoires ; le lithoclaste à mors plats et à écrou brisé ; le lithoclaste explorateur et, accidentellement, le forceps fenêtré. Je les ai fait connaître, je les expose chaque année aux chirurgiens et aux élèves qui assistent à mes conférences, et je m'en sers tous les jours dans mes opérations.

Je viens de dire que ces moyens ne sont pas ceux qu'on emploie communément dans les hôpitaux de Paris. J'ai suivi avec soin, depuis 1824, ce qui s'est passé dans les services publics au sujet du broiement de la pierre, et je n'ai pas appris qu'une seule de ces opérations y ait été pratiquée, sans qu'au préalable on ait changé quelque chose soit aux instruments, soit à la manière de les appliquer. Un seul professeur, si je suis bien informé, m'a fait l'honneur d'adopter la plupart de mes instruments.

Ces changements ont pu paraître utiles parce qu'on a isolé la mécanique de la chirurgie et la théorie de la pratique ; mais ils n'ont pu supporter l'épreuve de l'expérience, et ils sont devenus les principaux éléments de la manière irrégulière d'opérer adoptée par nos confrères (1).

2° *Préliminaires de l'opération.*

Chacun comprend qu'un chirurgien qui se propose de broyer la pierre doit, avant d'agir sur l'homme, se livrer à des études spéciales, à des expériences répétées sur le cadavre et les animaux vivants, afin de se préparer, d'exercer ses sens, de se familiariser avec les divers temps de la manœuvre. Je reviendrai sur ce sujet. Relativement au volume, au nombre, à la dureté des pierres, aux dispositions de la vessie et de ses annexes, à la manière dont elle supportera le contact des instruments et à l'état général du malade, on arrive par des observations, des exercices préliminaires, à apprendre tout ce qu'il faut savoir

(1) Voyez *Traité pratique et historique de la lithotritie*, Paris, 1847, et *Parallèle des divers moyens de traiter les calculeux*. Paris 1836.

inévitables lorsque le chirurgien fait l'opération sans s'y être préparé.

D'autre part, je ne saurais aller trop loin en disant que, grâce au traitement préparatoire qui est institué et qui rend la manœuvre très-supportable, grâce aux explorations préalables qui assurent le diagnostic, et à la distinction des cas, le chirurgien procède avec aisance et sûreté, et conformément aux exigences de la pratique, à l'introduction des instruments, à la préhension et au morcellement de la pierre, à l'extraction de ses débris. Faut-il répéter que sur tous ces points l'art est en possession de moyens éprouvés et de règles nettement tracées? Il suffit d'opérer avec lenteur et ménagement, d'abréger et d'éloigner les séances, et de bannir de la pratique tout mouvement empreint de violence, pour écarter les accidents et assurer le succès de l'opération. Ce sont là des faits acquis.

Pourquoi faut-il que cette manière de procéder, qui a pour elle la théorie, l'assentiment des grands praticiens et une longue expérience, ne se soit pas généralisée?

Pourquoi tant de chirurgiens habiles, chefs de service dans nos hôpitaux, se croient-ils dispensés, au sujet de la lithotritie, de ces soins préliminaires qui sont de la plus grande importance, et des précautions dont ils font eux-mêmes un précepte pour les autres opérations de la chirurgie? Ne dirait-on pas qu'ils ont voulu se créer une pratique tout exceptionnelle pour le broiement des pierres dans la vessie?

Ainsi toutes les fois qu'ils traitent un calculeux, ils ne se font pas scrupule de prendre le premier instrument qui leur tombe sous la main, et ils mettent ostensiblement de côté tout ce qui peut faciliter l'opération et en assurer le résultat (1).

Tous les praticiens savent qu'il est prescrit en chirurgie de préparer le malade, d'étudier les indications et les contre-indications de l'opération, d'établir un diagnostic complet, de distinguer les cas et d'être fixé d'avance sur les points principaux de la manœuvre opératoire. Or, ces règles sont méconnues par beaucoup de ceux qui appliquent la lithotritie dans les hôpitaux.

On en voit qui opèrent d'emblée, aussitôt qu'ils ont reconnu

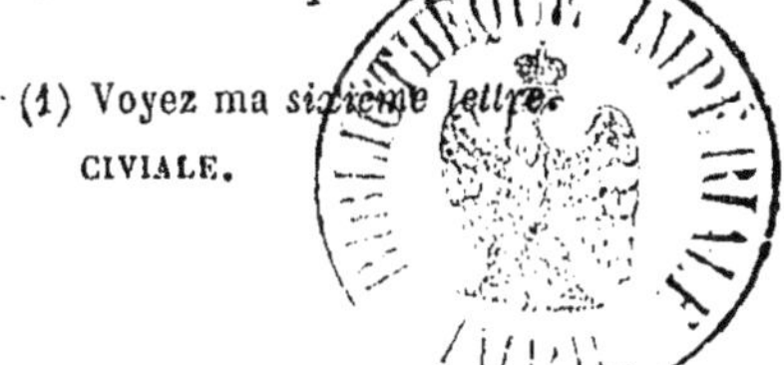

(1) Voyez ma sixième lettre.

le calcul, et avec les seuls indices, toujours insuffisants, que fournit le cathétérisme ordinaire; par conséquent, sans connaître le volume, la dureté de la pierre, les dispositions accidentelles de la surface vésicale, sans savoir comment cette surface supportera le contact des instruments. Je n'exagère pas, j'expose ce que chacun a vu et peut voir dans les hôpitaux (1).

3° *Opération proprement dite.*

Introduire les instruments, trouver, saisir et morceler la pierre, en extraire les débris, constater la guérison, tels sont, en résumé, les temps principaux de l'opération. Nous allons les passer successivement en revue.

1° Introduction des instruments.

Pour introduire un instrument courbe dans la vessie, c'est une loi de tenir la partie courbe ou coudée de cet instrument dans la direction de l'urèthre et de le pousser lentement et sans secousses. Avec ces précautions, un chirurgien prudent et exercé réussit toujours à pénétrer dans la vessie sans produire de froissement, de tiraillements douloureux à la surface du canal; aussi n'observe-t-on pas de réaction à la suite de ces introductions régulières, qui sont généralement faciles.

Presque tous les chirurgiens de l'école encyclopédique qui s'occupent de lithotritie procèdent d'une manière différente : ils prescrivent de prendre un forceps comme on prend une sonde et de l'introduire dans la vessie d'*après les règles du cathétérisme ordinaire.*

La façon de procéder et le précepte peuvent paraître incroyables, eu égard aux prétentions qu'on affiche de savoir parfaitement et d'enseigner méthodiquement l'art de broyer la pierre. Cette règle est pourtant extraite littéralement des traités élémen-

(1) Ce n'est pas seulement dans les hôpitaux qu'on procède de cette manière à l'application de la lithotritie. Les doctrines erronées sorties de l'école de Paris se sont propagées en province et à l'étranger, et l'on connaît un grand nombre de chirurgiens qui emploient des instruments défectueux et opèrent sans traitement préalable et sans s'être préparés eux-mêmes à la manœuvre. Ils comptent sur le *flambeau de l'anatomie* et sur l'*action des anesthésiques.*

taires et classiques de pathologie, de chirurgie, de médecine opératoire. Or, on ne doit point perdre de vue qu'en opérant conformément aux enseignements de nos confrères, on violente l'urèthre, on le meurtrit, on le lacère même, pour peu qu'on ait recours à la force, ce qui n'est pas rare. N'est-ce pas là la cause de la sensation de déchirure très-pénible qu'éprouvent les calculeux soumis à ces opérations ? N'est-ce pas là la principale cause des désordres constatés par les ouvertures de corps ?

En restant dans les limites que la prudence prescrit, un chirurgien, même très-habile, peut ne pas réussir, ainsi qu'on l'a vu dernièrement à l'Hôtel-Dieu, à pénétrer dans la vessie, lorsque le canal de l'urèthre et le col de la vessie ont été violentés par de fausses manœuvres.

Toutes choses égales d'ailleurs, les instruments coudés sont ceux qui pénètrent avec le plus de difficulté et qui provoquent le plus d'accidents, chose facile à comprendre. Il n'en est pas moins avéré que des chirurgiens distingués donnent la préférence à ces instruments.

2° Préhension de la pierre.

Tous les chirurgiens qui ont pratiqué la lithotritie savent que la manœuvre pour saisir la pierre dans la vessie, est la partie la plus difficile et la plus douloureuse de l'opération, celle qui provoque le plus d'accidents et expose aux plus graves méprises. Aussi, c'est sur cette partie de la manœuvre que s'est surtout portée l'attention de ceux qui s'occupent sérieusement de la nouvelle méthode au double point de vue de la pratique et de l'enseignement.

Eh bien ! les chirurgiens dont je combats les doctrines l'ont à peine indiquée dans les traités élémentaires. Je citerai, notamment, celui de MM. Nélaton et Jamain, qui n'a paru qu'en 1858, par conséquent à une époque où la lithotritie était constituée depuis longtemps. Il n'était plus permis alors d'ignorer un point fondamental de son application ; cependant ces chirurgiens distingués se sont bornés à un petit nombre d'indications très-générales, qui ne sont pas toujours exactes, et d'ailleurs toutes impropres à diriger le jeune praticien.

3° Durée des séances.

Depuis trente ans je recommande d'abréger les séances de lithotritie et de les séparer par des intervalles convenables.

Il est rare que je tienne le malade plus de cinq minutes sur le lit de douleur. Dans les cas graves, je retire le lithoclaste au bout de deux ou trois minutes : c'est à cette limite que j'ai été conduit définitivement par ma longue pratique. Ce procédé des courtes séances, dont M. Nélaton attribue le mérite à l'un de nos confrères, a été blâmé par les uns et adopté par le plus grand nombre de ceux qui pratiquent la lithotritie. S. B. Brodie déclare que les longues séances ne sont applicables que sur le cadavre. Et de fait, c'est en abrégeant les séances qu'on prévient cette suite de réactions et de désordres qu'on observe dans la pratique générale.

Cependant quelques praticiens n'ont tenu compte ni de mes nombreuses observations, ni des résultats de l'expérience, et l'on revient de nos jours aux longues séances de lithotritie. M. le professeur Velpeau présentait récemment à l'Académie, en termes très-élogieux, un ouvrage dans lequel on considère comme un perfectionnement de l'art la possibilité de terminer l'opération en une fois. M. le professeur Jobert prescrit de prolonger les séances.

Le cas suivant, récemment observé, est digne d'attention.

Un calculeux adulte s'adresse à un chirurgien habile qui a adopté mes principes. Il fait choix de la lithotritie. La première séance est courte, satisfaisante, quant au résultat, et bien supportée. A la deuxième séance, les choses se passent toujours bien, et si bien que l'opérateur croit pouvoir s'écarter de la règle et faire une chose utile en prolongeant la manœuvre dans la troisième séance. Mais il se manifeste quelques heures après une réaction qu'on ne parvient point à maîtriser. Pendant quelques jours les souffrances et les angoisses sont telles, qu'on juge la taille nécessaire ; mais on ne réussit pas à sauver le malade. Et voilà à quoi tient la vie d'un homme !

Ce qu'on a observé ici se produit d'ordinaire avec quelques variantes toutes les fois qu'on procède de même ; on espère abréger la durée du traitement, et l'on en compromet le résultat. On croit perfectionner l'art, et l'on augmente les chances de danger.

Les praticiens qui suivent cette mauvaise méthode sont uniquement responsables des résultats qu'ils obtiennent.

4° Injection à la fin de la séance.

Presque toujours, à la fin de la séance, je fais une ou plusieurs injections au moyen d'une sonde volumineuse et à grands yeux ; c'est un procédé que j'emploie utilement depuis le début de ma pratique, et qui a été adopté par un grand nombre d'autres chirurgiens. En général, ces injections produisent peu de douleur ; on y a utilement recours dans les cas de contractilité exagérée de la vessie, surtout lorsqu'on a pulvérisé une portion considérable du calcul. Les débris sont expulsés en partie avec l'injection, et l'on a moins à craindre leur accumulation dans le canal.

Lorsque la vessie est paralysée, ou simplement inerte, c'est par les injections réitérées qu'on entraîne la poudre et les gros détritus de la pierre. Dans ce cas, le malade se tient debout pour les injections.

On ne croirait pas à la possibilité de commettre des méprises en procédant à ces injections, et cependant des erreurs graves ont été souvent commises.

Pour empêcher que le rebord des yeux de la sonde ne fatigue le canal, il est prescrit de placer dans cette sonde une grosse bougie molle ou un gros stylet de baleine, qu'on retire ensuite. Après l'injection, de grandes précautions doivent être prises : d'abord replacer la bougie ou le stylet, et, au moment où la sonde franchit le col vésical, tirer dessus avec lenteur, s'arrêter à la moindre résistance, et consulter les sensations du malade. Si la sonde est retenue, et surtout s'il y a de la douleur, on doit craindre qu'un fragment ne fasse saillie hors des yeux ; sans aller plus loin, on retire alors la bougie ou le stylet, on pousse avec force une petite injection d'eau dans la vessie, et en réintroduisant le stylet on s'assure, par une marque placée sur la tige, qu'il arrive jusqu'au bout de la sonde ; on retire ensuite celle-ci, et l'opération est terminée.

Ces règles de la pratique usuelle n'ont pas été observées par la plupart des chirurgiens ; ils en parlent à peine. Il en est même qui, ne tenant compte ni de la résistance, ni de la douleur du malade, tirent hardiment sur la sonde évacuative. S'ils rencontrent des obstacles, ils proportionnent la force de traction au degré de la résistance, et finalement la sonde est retirée. Des fragments de pierre faisant saillie au dehors ont labouré, déchiré l'urèthre, et la réaction est si grande, que la mort du malade en est souvent la suite.

Il y a là une grossière faute.

5° Exploration finale.

Les explorations par lesquelles on constate la guérison, différentes de celles qui précèdent l'opération, constituent une partie essentielle du traitement ; et je puis dire, relativement à ces explorations, que les moyens dont l'art dispose et la manière de les appliquer ont atteint une grande perfection. Il suffit de rappeler les succès obtenus dans la recherche et l'extraction des corps étrangers accidentellement introduits dans la vessie. Elle est tombée, enfin, cette accusation banale contre la lithotritie, de laisser des fragments pierreux dans la cavité vésicale.

Ce n'est pas sans un sentiment pénible qu'on voit cette partie essentielle de la lithotritie entièrement négligée dans les cliniques officielles. Quelques-uns, il est vrai, explorent avec la sonde, comme le faisait Dupuytren ; d'autres ont recours au forceps fermé. Mais tous ont laissé des fragments dans la vessie. En procédant comme on le fait, et par les moyens généralement adoptés, cela doit être.

Tous les ans je reçois dans mon service des malades dans la vessie desquels on avait laissé des portions de pierre.

Dans un voyage que j'ai fait à Londres, j'ai terminé dans la pratique d'un confrère trois opérations qu'il ne pouvait parachever avec son *lithotrity-forceps*. Eh bien ! à Londres comme à Paris, au moyen du trilabe, ou du lithoclaste explorateur, je procède à ces explorations avec autant de facilité que de promptitude.

Citons maintenant quelques faits empruntés aux cliniques officielles.

I. — LA LITHOTRITIE A L'HÔTEL-DIEU.

Le cas suivant, dont M. le professeur Jobert a fait publier les détails dans la *Gazette des hôpitaux*, donnera une idée du procédé généralement suivi dans son service.

Un homme de cinquante-trois ans, admis à l'Hôtel-Dieu le 9 décembre 1857, fut sondé le lendemain et lithotritié le jour suivant. Il s'agissait d'un calcul peu volumineux dans une vessie peu irritable, bien qu'il y eût un peu de catarrhe. La pierre était friable, le cas était simple : la manœuvre devait être facile. La pierre fut morcelée avec un instrument fenêtré et à pignon.

Le lendemain, le catarrhe vésical avait empiré : les urines, légèrement foncées, étaient plus chargées de mucus, de muco-pus. Le malade rendit quelques fragments dont l'expulsion occasionna de vives douleurs.

Le 19, on pense que le malade est en état d'être opéré de nouveau. On procède à la deuxième séance ; mais le forceps ne peut pénétrer jusque dans l'intérieur de la vessie. On ne découvre rien d'anormal dans la vessie ni dans la partie profonde de l'urèthre ; le malade est dans une agitation très-manifeste ; les muscles de l'urèthre sont visiblement contractés.

L'opérateur reconnaît alors qu'il est en présence d'un spasme de l'urèthre ; il s'arrête, et, au bout de quelques minutes, il fait une injection narcotico-émolliente, et bientôt après le malade peut supporter l'opération.

La cuvette du lithotriteur fut retirée complétement chargée de débris pierreux ; il survint de vives douleurs aux lombes et à l'hypogastre ; on les calma au moyen des opiacés.

Le 24, nouvelle séance, mêmes difficultés pour introduire le lithotriteur, qui ne put pénétrer complétement. Cette fois, le doigt introduit dans le rectum fait reconnaître la présence d'un fragment à l'entrée du col de la vessie. A cet endroit, l'instrument produit un bruit qui résulte évidemment du choc d'un objet solide sur un autre objet de la même espèce.

La pression qu'on exerce en cet endroit avec l'instrument est très-douloureuse, et le malade éprouve une sensation de déchirement très-pénible.

Après des tentatives diverses, on finit par repousser le calcul dans le bas-fond de la vessie, et l'opération fut heureusement terminée.

Remarques sur cette observation.

Le cas est simple, l'opérateur le reconnaît, et ce qui le prouve, d'ailleurs, c'est que tout s'est passé, à la première séance, comme à l'ordinaire chez les malades favorablement placés; par conséquent l'opération devait être facile et sans accidents.

Cependant il survient tout aussitôt, et par le fait même de la première manœuvre, la série de désordres énumérés ci-dessus, et dont il importe de rechercher la cause, d'autant plus qu'ils ne se présentent que dans les cas graves et compliqués.

1° Rappelons que le malade, entré le 9 décembre dans le service, fut sondé le 10 et opéré le 11; il n'y eut donc pas de préparation locale, contre la règle. Le chirurgien s'étant décidé à opérer sur les seuls indices que lui fournit la sonde, indices toujours insuffisants, s'est trouvé dans l'impossibilité d'établir un diagnostic complet, de sorte qu'il a manœuvré pour ainsi dire à l'aventure.

2° L'urèthre et la vessie n'étant pas préparés au contact des instruments, ce contact, bien qu'effectué régulièrement, a été péniblement supporté, comme il arrive lorsqu'on procède d'emblée à l'opération. De là ces phénomènes de réaction et d'agitation violente, l'augmentation de la phlegmasie vésicale et l'expulsion douloureuse des fragments.

De là aussi la série de désordres observés qui paraissent avoir inquiété le célèbre chirurgien de l'Hôtel-Dieu, et qui ont exigé l'emploi des opiacés et fait ajourner la deuxième séance.

3° Dans ce cas et quelques autres dont on a publié les détails, on voit que M. le professeur Jobert emploie de préférence le forceps fenêtré et à pignon; mais il est reconnu que l'emploi de cet instrument à longues branches rend la manœuvre toujours difficile. L'espace manquant dans la cavité vésicale, il y a inévitablement des frottements douloureux; et en brisant la pierre, on n'obtient que des éclats aplatis, anguleux, dont la sortie par l'urèthre est très-difficile; enfin, il est souvent impossible de saisir les derniers débris du calcul, et par suite d'achever la guérison.

4° Il est dit dans l'observation citée que la pression exercée avec l'instrument dans la partie profonde de l'urèthre était très-douloureuse, que le malade éprouvait une *sensation de déchirement très-pénible*, et qu'il ressentait, en outre, de vives douleurs aux lombes et à l'hypogastre.

Il me sera permis de demander pourquoi l'instrument a été poussé avec force, ce qui est contre tous les principes? La règle est, au contraire, de le faire cheminer lentement, sans efforts, et de laisser au canal le temps d'*avaler l'instrument.*

5° L'application de la lithotritie présente une particularité très-remarquable que j'ai indiquée cent fois, et dont, néanmoins, il n'est tenu compte.

Presque toujours la première séance de broiement est la plus pénible et la plus douloureuse, alors même qu'on procède régulièrement. Les séances suivantes sont de mieux en mieux supportées : les surfaces sur lesquelles on agit s'accoutument graduellement au contact des instruments, et lorsque le traitement se prolonge, le malade souffre à peine pendant l'opération. Cet inappréciable résultat est acquis à la pratique de la lithotritie, et, toutes choses égales d'ailleurs, il est d'autant plus complet et plus assuré que le cas est simple, qu'on opère avec plus de précautions et qu'on limite la durée des séances de trois à cinq minutes.

On sait, d'autre part, qu'en négligeant le traitement préparatoire, en faisant de longues séances, et pour peu que la manœuvre soit brusque, saccadée, les surfaces des organes sur lesquels on agit, au lieu de supporter de mieux en mieux le contact des instruments, s'irritent, s'enflamment, au point que la mort peut s'ensuivre.

Si le malade résiste au premier choc, les organes urinaires restent, après la première séance, dans cet état d'agacement, de surexcitation, de contraction qui étonne M. Jobert et ses collègues, rend la suite du traitement pénible, de plus en plus douloureuse, et oblige même de renoncer à la lithotritie. Je reviendrai sur ce sujet.

Faut-il répéter que les phénomènes observés dans ce temps

de l'opération, et qui varient suivant le procédé opératoire, constituent l'une des principales différences entre notre méthode et celle qu'on enseigne dans les cliniques officielles ?

M. le professeur Jobert, qui se sert aussi du lithotriteur à cuvette, indique, mais en passant, que cette *cuvette fut retirée complétement chargée de débris pierreux*. Fait notable qui, bien considéré, explique l'origine des désordres observés chez ce malade. Cent fois j'ai signalé le dangereux emploi de l'instrument dit *lithotriteur à cuvette*, instrument qu'il ne faut pas confondre avec mon lithoclaste à mors plats et à écrou brisé, ainsi que le fait un habile professeur. D'autres chirurgiens, qui ne dissimulent rien de ce qu'ils observent dans leur pratique, notamment S. B. Brodie, ont fait connaître les graves désordres que cet instrument avait déterminés entre leurs mains ; et cependant il est encore employé par quelques praticiens en retard, et l'on s'en sert habituellement dans les cliniques. Tout récemment encore, dans un grand service chirurgical, l'application de cet instrument a provoqué des accidents qui ont amené la mort.

Afin de mettre les élèves et les jeunes chirurgiens qui fréquentent les hôpitaux en garde contre les procédés qu'on leur enseigne et qu'on applique sous leurs yeux, il m'a paru nécessaire d'insister sur les remarques qui précèdent.

Autre observation.

M. le professeur Jobert s'est occupé spécialement de la lithotritie appliquée aux enfants.

Je reproduirai par extrait l'observation d'un enfant opéré par lui, qu'il a communiquée à l'Académie des sciences, et à l'occasion de laquelle il a traité de quelques règles touchant l'application de la lithotritie aux malades de cette classe (1). D'abord il emploie le chloroforme, afin, dit-il, d'éviter à l'enfant « les *crises nerveuses* » et les spasmes génitaux, très-fréquents, paraît-il, dans sa pratique : on a compté près de quatre cents crises chez le petit malade qui fait le sujet de son observation, dont voici le résumé.

Le 27 octobre, un enfant de six ans fut opéré par M. Jobert

(1) *Comptes rendus des séances de l'Académie des sciences*, 28 juillet 1862.

au moyen d'un lithotriteur fenêtré et à pignon. Le calcul fut saisi et broyé à plusieurs reprises; mais bientôt de vives douleurs se développent, et pendant quatre jours l'enfant a des crises nombreuses provoquées par des fragments engagés dans l'urèthre.

1er novembre, deuxième séance. — Extraction de plusieurs fragments contenus dans la vessie. Ce jour et le lendemain il y a vingt-neuf crises de douleur; l'enfant pousse des cris chaque fois qu'il se sent uriner.

Les trois jours suivants il y eut trente-six crises.

6 novembre. — Un fragment de pierre est extrait du canal.

Les deux jours suivants soixante et dix crises dont quelques-unes très-fortes.

10 novembre, troisième séance. — On prend un lithotriteur à cuvette; soixante douze crises durant les six jours qui suivirent.

16 novembre, quatrième séance. — Vingt-sept crises très-fortes en deux jours.

18 novembre, cinquième séance. — Vingt-six crises.

19 novembre, sixième séance. — Seize crises; le lendemain vingt-trois.

21 novembre, septième séance. — Quarante-neuf crises en trois jours.

24 novembre, huitième séance. — Trente-quatre crises en deux jours.

26 novembre, neuvième séance avec le chloroforme. — Douze crises.

28 novembre, dixième séance. — On ne trouve plus de petits fragments entre les branches.

La fin des crises, qui ne sont en réalité que des contractions vésicales, est attribuée au chloroforme. Il est évident que les crises ont cessé parce qu'il n'y avait plus de pierre dans la vessie.

Remarques de M. Jobert au sujet des anesthésiques.

I. — « C'est en ayant recours à l'anesthésie qu'on évite les crises et qu'on *opère sûrement*...

» C'est à l'action des anesthésiques qu'il faut en appeler lorsque des fragments parvenus dans l'urèthre occasionnent de violentes douleurs... Si ces douleurs ne sont pas trop vives, si des spasmes se manifestent, j'administre le chloroforme, et je fais usage du lithotriteur.

» Vainement on chercherait un moyen plus sûr, plus efficace, pour *rendre l'opération rapide et exempte de douleurs*, car il procure l'insensibilité sans nuire à l'organisme.

» Lorsqu'on commence l'opération sans employer cet agent, il est rare que l'irritabilité ne se développe pas à un haut degré ; mais à peine soumis à l'influence du chloroforme, le malade redevient calme, *les tissus se relâchent, et tout aspect de souffrance disparaît de la physionomie* (1). »

Je cite textuellement.

M. Alph. Robert, autre chirurgien de l'Hôtel-Dieu, s'exprime à peu près de même à l'égard des anesthésiques, dans l'emploi desquels il voit surtout l'avantage de prolonger la séance de lithotritie, ce qui est une faute.

Les jeunes chirurgiens qui suivront ces exemples n'entendront pas, à la vérité, les cris du patient; ils exécuteront avec confiance des mouvements plus ou moins réguliers dans la vessie ; leur inexpérience pourra même y trouver son compte aux yeux du public ; mais le malade n'y trouvera pas le sien, comme le prouvent les faits déjà cités.

Quant à la plus grande facilité de manœuvrer dans l'urèthre d'un malade soumis aux vapeurs du chloroforme, ces chirurgiens paraissent avoir oublié un fait de la pratique journalière qui rend parfaitement compte de cette particularité.

Chez un malade non soumis au chloroforme, introduisez dans la vessie un instrument lithotriteur dont le volume remplisse l'urèthre sans le distendre; il y aura un peu de résistance et un peu de douleur.

Retirez cet instrument, reintroduisez-le encore plusieurs fois de suite, et vous trouverez constamment le canal plus souple que la première fois ; le malade n'éprouvera pas les douleurs qu'il avait ressenties à la première introduction. Le même effet se produit aussi par l'emploi des bougies, des sondes ou de tout autre instrument.

(1) *Loc. cit.*, p. 158 et suiv.

Je fais rarement usage du chloroforme chez mes malades. Dans l'uréthrotomie aussi bien que dans la lithotritie, les douleurs ne sont pas assez vives pour en justifier l'emploi. Ce n'est donc que très-exceptionnellement que j'y ai recours.

Mais j'ai vu un grand nombre de malades qui avaient été soumis à l'action des anesthésiques et dont quelques-uns ont présenté des particularités de nature à rendre circonspect sur l'usage de ce moyen. Je citerai, entre autres, le cas suivant :

M. H....., de Hambourg, avait une grosse pierre qu'on essaya, mais inutilement, de briser. On avait fait trois tentatives, les deux premières très-douloureuses ; pour la troisième, on eut recours au chloroforme, sans plus de succès. Le malade n'eut pas conscience de ce qu'on lui faisait, mais à la suite de l'opération, il resta dans une sorte de stupeur, avec délire ; il semblait entendre ce qu'on lui disait, mais il ne répondait pas; cet état inquiétant se prolongea pendant trente-six heures.

M. H..... vint à Paris. A la première exploration je reconnus qu'il fallait recourir à la taille; elle fut pratiquée le 4 février 1862.

On se borna à faire respirer quelques vapeurs de chloroforme, sans en prolonger l'action. L'opération fut des plus difficiles. Le malade éprouva de vives douleurs, mais il les supporta avec un courage extraordinaire, et malgré sa longue fatigue, l'état général ne fut pas troublé; le rétablissement s'effectua avec régularité.

Plusieurs chirurgiens croient pouvoir remplacer par le chloroforme et d'autres moyens sédatifs le traitement préparatoire que j'ai institué pour la lithotritie.

Il me suffira pour démontrer qu'on se trompe, de reproduire par extrait, des remarques que je présentais à l'Académie des sciences le 23 octobre 1858 (1).

Pour comprendre toute l'importance de ce traitement, il faut avoir assisté à une série d'opérations pratiquées sur des malades préparés et non préparés.

Les premiers, déjà familiarisés avec l'introduction des bou-

(1) Voy. *Comptes rendus*, etc.

gies, se soumettent tout d'abord et sans difficulté à ce qu'on leur propose; et qu'il s'agisse d'exploration ou d'opération dans la vessie ou dans l'urèthre, la manœuvre, prudemment conduite, est toujours facilement supportée.

La sensibilité des surfaces muqueuses étant diminuée, la contractilité des tissus sous-jacents n'est pas activement mise en jeu; les instruments glissent mieux, les frottements sont plus légers, les mouvements toujours faciles n'exigent aucun effort, et les sensations arrivent au chirurgien avec toute la netteté désirable.

Les seconds, au contraire, préoccupés et inquiets, ne se décident qu'à la dernière extrémité, vaincus en quelque sorte par la force des exhortations; à peine l'instrument a-t-il pénétré quelque peu, que les douleurs commencent et s'accroissent, devenant d'autant plus fortes que la sensibilité excitée provoque la contraction des tissus sous-jacents. L'instrument, serré dans l'urèthre et au col vésical, ne peut être mû sans effort et sans occasionner des frottements pénibles que le chirurgien le plus habile ne parvient pas à éviter, et qui s'opposent à la perception des sensations tactiles, dont il a tant besoin, ou les rendent confuses en les compliquant.

Mais c'est par leurs suites surtout que se manifestent les principales différences entre des opérations pratiquées dans des conditions si dissemblables. Qu'il s'agisse d'une coarctation uréthrale, de calculs ou de fongus dans la vessie, chez le malade convenablement préparé et opéré suivant les préceptes de l'art, il ne se manifeste aucun des accidents qui provoquent les réactions violentes; et s'il en survient, l'art est rarement obligé d'intervenir, l'équilibre des fonctions se rétablissant presque toujours de lui-même.

Dans la grande majorité des cas, au contraire, lorsqu'on a opéré sans préparation, et alors même que la manœuvre a été la plus régulière, il survient une réaction plus ou moins vive, déterminant des troubles fonctionnels intenses, ou des mouvements fébriles ou nerveux parfois très-graves. Ces accidents sont si communs que j'ai vu plusieurs praticiens éclairés les considérer comme inévitables, et rester inactifs, dans des cas accessibles aux procédés de l'art, par la crainte de les voir survenir.

Autres sont les effets du traitement préparatoire que je viens d'indiquer, autres les résultats recherchés et obtenus par les opiacés et les anesthésiques. Dans les deux cas, les indications, les procédés, les actions organiques diffèrent essentiellement. Dans le premier, on se propose directement une diminution lente et progressive de la sensibilité d'un organe déterminé, afin de le disposer à supporter l'opération ; l'action est exclusivement locale, et ne change en rien les conditions générales de l'organisme.

En usant des opiacés et des anesthésiques, le praticien laisse de côté l'organe sur lequel il veut agir ; c'est au système nerveux, au centre de la vie et de la perception, et par suite à l'ensemble de l'économie, qu'il s'attaque.

Par mon traitement préparatoire, on diminue effectivement l'irritabilité de l'organe ; par les autres, on la déguise, on la suspend : le premier laisse au malade le plein exercice de ses facultés, l'appréciation de l'action exercée sur lui, la possibilité de commander à ce qui l'entoure ; les autres le plongent dans un anéantissement intellectuel et moral absolu, et le soustraient momentanément à la vie de relation.

Les inconvénients des opiacés sont bien connus, et je n'ai pas à discuter ici l'utilité des anesthésiques dans la pratique générale de la chirurgie. Mais je ne saurais trop m'élever contre l'abus qu'on en fait dans le traitement des maladies des organes urinaires. A l'exception de la cystotomie, de l'uréthrotomie externe, et de quelques autres opérations assez rares, l'emploi du chloroforme est non-seulement inutile, mais dangereux, parce qu'il peut entraîner de graves méprises et causer de grands malheurs.

Pour opérer, par exemple, la destruction d'un calcul vésical dans certains cas compliqués, lier ou extirper une tumeur de la vessie, etc., le chirurgien le plus éclairé et le plus habile a besoin, non-seulement de l'action exercée de ses sens, mais encore de toutes les circonstances qui peuvent lui venir en aide, le guider dans sa marche et ses recherches, l'avertir, s'il s'égare, et même l'arrêter, au besoin, dans ses mouvements. Or, tout est inerte et silencieux chez le malade chloroformisé, et l'opérateur se trouve absolument réduit à sa main et à son expérience.

Supposez un chirurgien non encore mûri par la pratique, mais hardi et entreprenant, ce qui n'est pas rare, en face d'un malheureux patient, privé de sensibilité et de mouvement : quelles seront les conséquences possibles des manœuvres qu'il exécutera à tâtons, pour ainsi dire, dans ce corps devenu presque cadavre? Les faits de ce genre ne sont pas de ceux dont on entretient le public ; mais le peu qu'on en sait suffit pour intimider les plus intrépides.

II. — M. Jobert veut qu'on applique aux enfants le procédé par lequel on retire de la vessie, après la séance, la partie du calcul qui a été broyée; mais il ne faut pas perdre de vue que l'urèthre de ces petits malades n'admet qu'un très-petit instrument, et que la moindre distension forcée de la partie pénienne du canal peut entraîner des désordres. Les jeunes chirurgiens s'abstiendront sagement de cette pratique.

Lorsqu'on a morcelé une grosse pierre friable chez un adulte, il en résulte une masse de débris pierreux qui doivent être expulsés avec l'urine; mais il y a des précautions qu'on ne saurait négliger.

Ainsi, immédiatement après la séance, on fait des injections qui entraînent la partie la plus fine ; puis on recommande au malade de n'uriner que dans la position horizontale, et sur le dos, et de ne pas pousser en finissant d'uriner. Au besoin, nous plaçons une grosse sonde flexible dans le canal, et tout cela dans le but de modérer, de ralentir, de régler en quelque sorte l'expulsion des débris pierreux.

Par ce moyen, on réussit presque toujours à empêcher l'accumulation de ces débris dans le canal, l'un des accidents les plus graves qui puissent se présenter à la suite de la lithotritie.

M. Jobert conseille aussi de prolonger la séance dans le but de réduire le calcul en poudre.

Outre les inconvénients de cette pratique dans la généralité des cas, il faut songer aux dangers que présente une masse de débris pierreux dans la vessie d'un enfant, qu'on ne peut gouverner comme un adulte, et qui ne se prête pas facilement aux manœuvres et aux efforts que nécessite l'expulsion de ces débris.

II. — LA LITHOTRITIE A L'HÔPITAL DES CLINIQUES.

Un chirurgien que l'opinion publique place au premier rang, a dit, à l'Académie des sciences, qu'il était inutile de créer un service spécial pour l'application de la lithotritie, prétendant que cette méthode est régulièrement appliquée dans tous les hôpitaux de Paris.

Après une déclaration aussi formelle, je devais renoncer au projet de réorganiser mon service, ou essayer de démontrer que la pratique de la lithotritie dans les cliniques officielles laisse quelque chose à désirer. C'est ce dernier parti que j'ai dû prendre dans ma position, malgré les difficultés de la tâche.

Pour établir ma démonstration, j'ai fait usage de quelques faits connus et d'un petit nombre de cas dont on a publié les détails; mais en tirant de ces faits les conclusions qui en découlent, je me suis tenu dans les limites qu'on ne saurait dépasser sans manquer aux convenances.

Le lecteur jugera par ce qui précède, si j'ai su garder la réserve que je m'étais imposée. Quant à M. Nélaton, qui prétend que j'y ai manqué, il faut que sa conviction à cet égard ne soit pas bien profonde (1), car il a suffi de quelques observations de ma part pour le ramener dans la voie scientifique. Une fois les personalités écartées, la discussion a repris son vrai caractère.

M. Nélaton a, comme tout autre, le droit de réfuter mes opinions, de discuter mes doctrines, sans que je m'en offense. Chacun doit être reçu à dire honnêtement sa pensée, à proclamer librement ce qu'il croit vrai, à rejeter de même ce qu'il croit faux.

La discussion scientifique, soutenue dans la seule intention d'épurer et de fortifier les vérités acquises, attire l'intérêt de tous et fait concourir au progrès de la science et de l'art, les connaissances spéciales de chacun. Ainsi se propagent les vérités pratiques après avoir subi l'épreuve de la discussion.

En discutant à mon tour les opinions de M. Nélaton sur l'art de broyer la pierre, je rétablirai les faits dans toute leur réalité,

(1) Voy. *Gazette des hôpitaux*, 5 janvier et 2 février 1864.

ainsi que la vérité historique, que le savant professeur n'a pas toujours respectée à mon endroit (1).

Par suite de la réserve qui m'était imposée, mon éminent confrère a pu penser que je n'avais pas fait ressortir suffisamment les différences entre les procédés appliqués dans le service de l'hôpital Necker et ceux qui sont en usage dans les autres hôpitaux de Paris. Je me félicite que M. Nélaton me fournisse l'occasion de compléter mon travail.

Dans le parallèle que je vais faire entre l'enseignement et la pratique de l'hôpital Necker, et la pratique et l'enseignement de la clinique de la Faculté, *j'aborderai de front*, suivant son désir, *toutes les difficultés du sujet, je les soumettrai à une discussion sérieuse;* trop heureux si mon confrère trouve dans ce débat que je n'ai point soulevé, sujet de *réformer sa pratique et son enseignement*, comme il paraît disposé à le faire.

1° *Quelques mots sur les instruments lithotriteurs.*

Il y a, pour la lithotritie, deux instruments principaux au moyen desquels on a opéré jusqu'à ce jour le plus grand nombre des calculeux : le trilabe et le lithoclaste. Je me suis servi du

(1) Les dispositions hostiles de M. Nélaton percent déjà dans le tome V de ses *Éléments de pathologie*, publié en 1858. L'article que les deux auteurs de cet ouvrage ont consacré à la lithotritie est vraiment curieux.

C'est d'abord l'histoire de la lithotritie qu'ils ont abordée d'une manière que je ne veux pas qualifier; j'aime mieux citer le passage suivant du compte rendu de cet ouvrage par M. le docteur Béraud (*Gazette des hôpitaux*, 18 septembre 1858) :

« On sait, dit l'auteur de cet article, combien les spécialistes se sont disputés » et se disputent encore sur la priorité de l'invention de la lithotritie. Nous » sommes encore tout assourdis, et vraiment nous entendions crier si fort autour » de nous, qu'au milieu de ce vacarme de réclamations et de récriminations, » nous ne pouvions plus reconnaître où était la vérité. Mais MM. Nélaton et » Jamain ont porté la lumière dans ce *chaos;* ils ont prononcé le fameux *quos* » *ego*, et pour longtemps, sans doute, nous serons débarrassés des cris un peu » trop tumultueux des prétentions rivales. »

On nous dit que MM. Nélaton et Jamain ont porté la lumière dans le *chaos;* mais nous verrons dans la suite de cette exposition que bien loin d'avoir répandu de vives clartés sur l'histoire de la lithotritie, nos auteurs y ont introduit de nouveaux éléments de confusion.

premier, exclusivement, de 1824 à 1835. Depuis cette dernière époque, j'emploie le second dans un grand nombre de cas que j'ai déterminés, en faisant connaître les motifs de ce changement dans ma pratique.

Instruments droits (hôpital Necker).

Depuis 1829, nous n'avons pas cessé d'exposer les divers moyens que nous employons dans le service spécial de l'hôpital Necker, en nous attachant surtout à faire connaître leur mode d'action et leur efficacité :

1° Pour diminuer la force de cohésion des calculs durs et volumineux, par des perforations préalables, en vue de faciliter le broiement;

2° Pour découvrir, briser et extraire les petits calculs et certains fragments qu'il n'est pas facile de saisir avec le lithoclaste;

3° Pour compléter les explorations finales avec un petit trilabe qui est l'explorateur le plus parfait de la vessie, et extraire soit les fragments de calcul, soit les corps étrangers;

4° Enfin, pour le traitement chirurgical des fongus de la vessie.

On s'est livré au sujet du trilabe à des commentaires sans fin que j'ai signalés.

Instruments droits (hôpital des Cliniques).

M. Nélaton, dans son enseignement, présente le trilabe aux élèves sous une forme grotesque et dérisoire, disant qu'il est inusité, incommode, plus propre à pincer, à déchirer la vessie, qu'à détruire la pierre, et qu'on le trouve seulement dans les musées historiques.

Évidemment, M. Nélaton se persuade que toutes les pinces à trois branches se ressemblent; il les confond toutes en un seul instrument, et par suite de cette confusion, il prend *mon trilabe*, — moyen essentiel dans l'opération de la lithotritie, — pour une pince à trois branches, dont il attribue l'invention à M. Leroy (1). M. le professeur avait pourtant bien peu à faire pour savoir que mon trilabe, avec ses accessoires, est l'instru-

(1) Les pinces à trois branches sont fort anciennes (voy. ma *première lettre sur la lithotritie*, in-8, 1827, planches). Celle dont il s'agit et

ment avec lequel j'ai fait ma première opération de lithotritie, en 1824. J'ai traité ensuite plus de trois cents malades, presque toujours heureusement, en continuant de m'en servir ; et le même instrument a également été employé avec succès par divers chirurgiens, en Angleterre, en Amérique, en Italie, en Allemagne et en Russie.

Ce sont là des faits dont un homme sérieux ne contestera ni l'authenticité ni l'exactitude, et qu'un professeur de clinique surtout doit connaître en vue de son enseignement.

Si l'habile chirurgien avait suivi l'histoire réelle de cet instrument, il aurait vu que l'Académie des sciences de l'Institut de France, que l'Académie des sciences de Goettingue, que S. Ast. Cooper, Scarpa, Ch. de Graefe, Randolph, Pacini, et tous les chirurgiens en général, ont reconnu l'utilité de cet instrument et des travaux dont il a été l'objet, et il ne se trouverait pas aujourd'hui aussi loin de la vérité.

Sans prendre la peine de faire des recherches, il pouvait consulter là-dessus les traités de Bégin (1) et de Vidal de Cassis (2), et surtout M. Velpeau, lequel s'exprimait ainsi en 1827 : « Il est » certain que tous les temps de l'opération (de M. Civiale) sont » plus simples et plus faciles qu'on ne le pense généralement... » L'appareil est tellement disposé que, quand on le voudrait, il » est presque impossible de pincer la vessie ; et la pierre est si » facile à saisir, que *j'ai vu* M. Civiale la lâcher et la reprendre, » en tourner et retourner les différents morceaux avec autant » de facilité que s'il eût opéré dans un vase à découvert.

» Voilà, ajoutait M. Velpeau, ce que je puis affirmer, parce que » je l'ai vu, parce que je l'ai essayé sur le cadavre, parce que je » le ferais sur le vivant si j'en trouvais l'occasion. Ce sont des » faits qu'aucun argument, qu'aucun raisonnement, qu'aucune » objection ne peuvent détruire.

» Il est évident que la lithotritie bien faite n'entraîne ni plus » de danger, ni plus de souffrances que le simple cathétérisme.

qu'on nomme *lithotribe*, n'a servi qu'à pincer la vessie d'une femme. Comment M. Nélaton a-t-il pu penser que j'aie fait mes premières opérations au moyen de cette pince qui n'a jamais été appliquée utilement?

(1) *Nouveaux éléments de chirurgie*, 2e édition, Paris, 1838.

(2) *Traité de pathologie externe.*

» J'ai vu M. Civiale la pratiquer chez un jeune enfant, à l'hôpital » de la Faculté, et sur trois sujets adultes, en ville, et toujours » avec la plus grande facilité; je suis convaincu, ajoutait-il, » qu'avec les *instruments qu'il emploie*, l'intelligence la plus » commune parviendra aisément à terminer cette opération sans » danger. »

Du reste, M. le professeur Nélaton ne paraît pas mieux fixé sur la manœuvre opératoire que sur l'instrument lui-même (1).

Quelques chirurgiens avaient pensé que je détruisais les calculs vésicaux exclusivement au moyen des perforations répétées. C'est une erreur que j'ai signalée cent fois, que la plupart des chirurgiens ont fini par reconnaître (2). Mais quelques-uns persistent, entre autres M. Nélaton, qui fait de la perforation de la pierre une méthode particulière, qu'il décrit de la manière suivante :

« Elle consiste à perforer le calcul dans plusieurs sens, de ma- » nière à le réduire en fragments, qui sont saisis et perforés à » leur tour, jusqu'à ce que leur volume puisse être réduit assez » pour traverser l'urèthre avec le jet d'urine, ou permettre l'ex- » traction à l'aide d'un instrument approprié (3).

La méthode que M. Nélaton expose avec tant de confiance est complétement inusitée, sinon inapplicable, et je n'ai pas appris qu'on ait complétement détruit une seule pierre dans la vessie par le procédé qu'il décrit.

Tout le monde sait d'ailleurs que les perforations faites à la

(1) A l'hôpital des Cliniques on paraît ne pas s'occuper des explorations finales, et les calculeux qui ne souffreut plus sont réputés guéris et ils sortent. M. le professeur Nélaton fera bien de réformer son traitement à cet endroit, sinon il laissera souvent des débris pierreux dans la vessie. Mais j'ai hâte d'ajouter qu'il pourra se trouver à bout de ressources, peut-être même sera-t-il obligé d'avoir recours à cet instrument qu'il proscrit.

Mon célèbre confrère me saura gré de lui dire à cette occasion, que je ne connais pas d'explorateur de la vessie plus précis ni plus sûr que le trilabe. Cet instrument est aussi d'un grand secours pour extraire certains corps étrangers de la vessie. Il y a quelque temps je retirais un de ces corps en présence de plusieurs chirurgiens dont un anglais, qui fut si enthousiasmé du résultat, qu'il courut immédiatement chez M. Charrière pour lui commander un trilabe.

(2) Voyez les traités de Begin et de Vidal (de Cassis).

(3) *Nouveaux éléments de pathologie*, t. V, p. 208.

pierre ne sont destinées qu'à diminuer sa force de cohésion et à rendre l'écrasement possible ; et que c'est par le procédé de l'écrasement, de la trituration du calcul entier ou préalablement perforé, que j'ai opéré tous mes malades, ce dont mes écrits font foi, et ce qui a été constaté d'ailleurs par tous les chirurgiens. Sur ce point aussi M. le professeur Nélaton se trompe, en imprimant (1) que l'écrasement des calculs ne s'effectue qu'avec les instruments courbes, par conséquent depuis 1833.

Instruments lithotriteurs courbes (hôpital Necker).

Il y a trente ans que nous avons fait l'essai des instruments courbes, à branches libres ou articulées, en observant, comme on le pense bien, la réserve qui est de rigueur, lorsque le contrôle de l'expérience fait défaut.

N'ayant pas obtenu de ces essais les résultats que nous attendions, nous eûmes recours à d'autres combinaisons plus en rapport avec les besoins de la pratique, et nous fîmes fabriquer par M. Charrière, en 1836, l'instrument connu sous le nom de *lithoclaste*, à faible courbure, à mors plats et larges, dont les bords sont lisses, arrondis, et ne se touchent pas lorsqu'on ferme l'instrument, ayant pour moteur un écrou brisé. Au double point de vue de la combinaison et de l'exécution, le succès fut complet. C'est ce même instrument, modifié suivant les cas divers, qui nous sert dans la plupart de nos opérations. Ce n'est que par exception que nous employons le forceps fenêtré ; et c'est plus rarement encore que nous usons du percuteur. Mais dans tous les cas de notre pratique, nous attachons un soin particulier à bien déterminer les indications qui se présentent, et à faire connaître les dispositions particulières de l'appareil que chaque cas exige.

Faut-il ajouter que nous avons surveillé avec un soin minutieux la fabrication de ces instruments, et que cent fois nous avons convoqué les fabricants à nos conférences cliniques, afin d'appeler leur attention sur des vices que la routine avait introduits dans nos appareils ? C'est au moyen de ces précautions que

(1) *Loc. cit.*, p. 209.

nous avons conservé à notre lithoclaste son utilité bien reconnue dans la pratique de chaque jour.

Instruments lithotriteurs courbes (hôpital des Cliniques).

Après avoir relégué le trilabe dans les musées historiques, et sans s'arrêter à mes travaux, notre confrère trouve sous sa main un instrument courbe qu'il appelle *brise-pierre à cuiller*, et il le recommande aux élèves comme l'instrument le plus parfait.

Cet instrument, devant lequel M. Nélaton s'extasie, est imité de celui qui fut construit pour moi, et d'après mes indications, en 1836, par notre habile fabricant M. Charrière (1).

Mon charitable confrère, dans son traité classique aussi bien que dans ses leçons, a mis le chirurgien de côté ; il a fait du lithoclaste une invention du mécanicien. Lorsqu'il s'agit de me dépouiller, M. Nélaton ne trouve pas d'obstacles.

On se rend difficilement compte des opinions professées à l'hôpital des Cliniques, au sujet des instruments lithotriteurs courbes. On parle d'abord du percuteur qui aurait *révolutionné* la pratique de la lithotritie; puis vient le *brise-pierre à cuiller*, l'instrument le plus usité dans cet hôpital ; enfin le professeur

(1) On sait que pour fabriquer un instrument de chirurgie en vue d'une opération importante, il faut le concours d'un chirurgien et d'un mécanicien.

L'un imagine le moyen, en combine les éléments, l'étudie au point de vue de son art et en calcule les applications.

L'autre examine mécaniquement le projet qu'on lui soumet ; il l'ébauche, l'exécute de manière que l'instrument puisse servir pour faire quelques expériences qui dévoilent parfois des difficultés imprévues et conduisent le chirurgien aux combinaisons de l'ordre le plus pratique.

C'est alors que le mécanicien reprend son œuvre et l'exécute en tenant compte de ce que les expériences ont appris. C'est par ce travail concerté, et recommencé plusieurs fois, qu'on arrive à construire un instrument qui réunit, dans la mesure de l'utile, le double élément de la mécanique et de la chirurgie.

C'est ainsi qu'ont fait nos maîtres et que nous faisons nous-même toutes les fois qu'il s'agit d'introduire un appareil nouveau dans la pratique chirurgicale.

La position de chacun est nettement définie : l'un invente, modifie, perfectionne son invention, et l'autre exécute. Le chirurgien serait aussi éloigné du

indique le *brise-pierre à mors pleins*, le *brise-pierre à mors plats*, sans s'expliquer autrement au sujet de ces appareils.

Or il faut savoir qu'aujourd'hui le percuteur est à peu près abandonné ;

Que le brise-pierre à cuiller dont se sert M. Nélaton, et dont s'est servi M. Houel son remplaçant, est d'un emploi dangereux. Nul autre instrument lithotriteur n'a occasionné autant de désordres ni de plus graves.

Par les expressions de *brise-pierre à mors pleins* et de *brise-pierre à mors plats*, M. Nélaton paraît avoir voulu désigner mon lithoclaste, non tel que je l'ai décrit et qu'il est réellement, mais tel que le célèbre professeur l'imagine. Il disait en 1858 (1) : « Le brise-pierre de M. Civiale a le mors de la branche mâle » plat ; celui de la branche femelle *est concave* et reçoit le mors » de la branche mâle. » Ailleurs (2) il dit : « Si la pierre était » brisée, on prendrait un *brise-pierre à cuiller*, celui de » M. Civiale, par exemple, afin de pulvériser les débris. »

Ce sont là des erreurs. Dans mon lithoclaste, le mors de la branche femelle est plat, comme celui de la branche mâle ; c'est même ce qui le différencie du brise-pierre à cuiller ; point essentiel, car les débris pierreux glissent sur la surface plane, et se tassent dans l'excavation en forme de cuiller. Il y a entre ces

vrai en s'attribuant le mérite de la fabrication, que le mécanicien en réclamant pour lui le mérite de l'invention et du perfectionnement.

C'est le principe que le célèbre Lawrence a fait prévaloir, lors de la première exposition de Londres, au sujet des instruments de chirurgie. Et je n'ai pas appris qu'on s'en soit écarté à la seconde exposition, quoique M. Nélaton s'y trouvât. Pourquoi faut-il que ce professeur ait adopté une voie différente, qui conduit fatalement à priver la chirurgie de l'un de ses attributs et à livrer à la pratique de l'art des instruments défectueux ?

Par une de ces anomalies qui ne sont pas rares dans l'histoire de la lithotritie, le professeur Nélaton, en refusant d'attribuer à qui de droit l'invention des instruments lithotriteurs, en a fait les honneurs au mécanicien en son traité (voy. p. 212 et suiv.).

Cette indication suffit pour le moment ; je traiterai plus loin la question de la fabrication des instruments lithotriteurs.

(1) *Loc. cit.*, t. V, p. 214.

(2) *Ibid.*, p. 213.

instruments une autre différence dont le professeur ne parle pas, et qui n'est pas moins importante.

Les bords des branches de mon lithoclaste ne se correspondent pas, ils ne se touchent pas lorsqu'on ferme l'instrument, comme on le voit dans le brise-pierre à cuiller, et par suite de cette autre différence les débris pierreux peuvent être expulsés dans le premier, au lieu qu'ils sont retenus dans le second.

C'est sans doute pour avoir négligé ces différences et autres semblables, toujours importantes lorsqu'il s'agit d'un instrument de précision, que le célèbre professeur de l'hôpital de la Faculté a pu croire que tous les brise-pierre courbes se ressemblent et ne font qu'un seul et même instrument. Cette conviction est chez lui tellement forte, qu'il a consacré une partie de ses leçons à persuader aux élèves que M. Civiale emploie dans ses opérations des instruments en tout semblables à ceux dont on se sert dans les autres hôpitaux.

Encore une fois, c'est là une erreur que les professeurs de l'école encyclopédique ne cessent de reproduire, et que je ne dois pas cesser de réfuter. Il suffit de voir, et de bien voir, pour la reconnaître. Ce qui paraît avoir augmenté la confusion à l'hôpital des Cliniques, c'est que l'honorable M. Nélaton, en parlant de mes instruments aux élèves, ne les désigne jamais sous leur véritable nom ; pour lui il n'y a que des brise-pierre.

Sur tous ces points, d'ailleurs, M. Nélaton ne paraît pas avoir une opinion arrêtée.

En 1864, il fait un *erratum* pour faire savoir qu'il ne se sert jamais du *forceps fenêtré*, et en 1858; il disait « que si la pierre » est dure, le bec du brise-pierre sera dentelé sur la branche » mâle, et le bec de la branche femelle largement fenêtré. »

L'écrou brisé et le pignon sont deux moteurs très-différents, ainsi que je le dirai plus loin. M. Nélaton (t. V, p. 215) dit qu'il se sert indistinctement de l'un et de l'autre, et que cette disposition est indifférente.

Encore un mot sur les instruments. Ce n'est pas, d'après M. Nélaton, sans une grande résistance que M. Civiale aurait accepté les instruments courbes dont il se sert aujourd'hui « avec tant de bonheur. »

L'instrument courbe auquel il fait allusion est le percuteur.

Je me suis élevé, en effet, avec Dupuytren et d'autres chirurgiens, contre l'emploi généralisé de cet instrument, parce qu'il me paraît inutile. Quant à l'instrument courbe, approuvé par M. Nélaton, et nommé par lui *brise-pierre*, dont je me sers aujourd'hui *avec tant de bonheur*, suivant l'expression de notre confrère, cet instrument est le même lithoclaste à mors plats, à bords lisses, légèrement courbe, à écrou brisé, que M. Charrière fabriqua pour moi et d'après mes indications en 1836, et que je n'ai cessé de perfectionner depuis, de façon à le rendre d'une application plus facile et plus sûre dans la pratique.

Que cet instrument soit appelé *lithoclaste* ou *brise-pierre*, on ne saurait, sans enfreindre les principes élémentaires de l'équité, attribuer à un autre qu'à moi l'introduction de cet instrument dans la pratique.

2° *Application de la lithotritie, à l'hôpital Necker et à l'hôpital des Cliniques.*

Si de l'appareil instrumental de la lithotritie nous passons à la manière de l'appliquer au traitement des calculeux, nous retrouvons encore dans l'exposé de M. Nélaton le même parti pris de présenter sous un faux jour et mes procédés et ma méthode opératoire, tels que je les ai xeposés cent fois, au point de les rendre vulgaires, et au moyen desquels j'ai obtenu les résultats pratiques indiqués dans mon discours et consignés dans mes écrits.

J'avoue d'abord qu'en écrivant mes remarques sur la manière dont on applique la lithotritie dans les cliniques officielles, je m'étais trompé. Il ne m'était pas venu à la pensée que le mal dont je m'étais préoccupé, et que je cherchais à atteindre, pût être aussi grave et aussi étendu que l'ont révélé les deux premières leçons de M. le professeur Nélaton.

Assurément si mes remarques, que le professeur trouve sévères, pouvaient avoir besoin d'être motivées, justifiées, ce qu'on nous raconte de l'hôpital des Cliniques serait plus que suffisant pour en faire comprendre l'opportunité et la nécessité urgente.

Le moment est donc venu de prouver derechef, par un consciencieux examen des doctrines et de l'observation clinique de M. le professeur Nélaton, que les applications qu'il fait de la lithotritie dans son service de l'hôpital de la Faculté méritent toutes les sévérités de la critique.

Observation de M. Nélaton.

Le 5 janvier 1864, à l'hôpital des Cliniques, autrefois de perfectionnement, en présence d'un grand nombre d'élèves, et pour leur instruction, une opération de lithotritie a été pratiquée avec les moyens, d'après les préceptes et les règles et suivant la méthode que le professeur de clinique chirurgicale veut substituer à la nôtre (1).

Je reproduirai les particularités principales de cette observation.

Le sujet est un homme de soixante-quatre ans, calculeux depuis deux ans, soumis pour la première fois à la lithotritie par le docteur Delcroix, vers le commencement de novembre 1862. Depuis cette époque jusqu'à la fin de janvier 1863, on a fait cinq séances de lithotritie, au moyen d'instruments divers; le malade a rendu ou l'on a retiré par les procédés de l'art beaucoup de détritus pierreux. Des accidents étant survenus, le traitement fut suspendu pendant cinq mois. Le 15 juin 1863, le malade fut admis à l'hôpital des Cliniques; cinq jours après M. Nélaton commença son traitement. « A cinq jours d'intervalle, dit ce chirurgien, j'ai fait quatre applications du brise-pierre; je l'introduisais deux fois dans chaque séance, et je ramenais toujours une grande quantité de graviers écrasés; la dernière fois j'ai extrait des fragments; l'instrument avait été introduit à trois reprises.

» Deux fois le malade a été pris de frissons légers, mais qui

(1) Partant de là, le célèbre professeur se propose de faire connaître aux élèves l'art de broyer la pierre à son point de vue; d'exposer les conditions d'application de cet art, ses difficultés, ses dangers et tout ce qu'il faut savoir pour tirer, dit-il, de cette invention précieuse tous les fruits qu'on est en droit d'en attendre; et il promet de circonscrire nettement les limites que cette opération peut atteindre et qu'elle ne peut dépasser. Telles sont les *graves et difficiles questions* que M. Nélaton se propose de traiter à l'occasion d'un malade qui se trouve dans son service et qu'il signale à l'attention des élèves, comme un sujet d'études des plus importants.

n'ont en rien compromis la santé générale. Les douleurs consécutives aux introductions du brise-pierre n'ont été un peu vives qu'après la dernière séance de lithotritie où j'avais trois fois passé le brise-pierre à cuiller. »

Pendant les vacances, M. Nélaton s'étant absenté, son remplaçant M. Houel, et M. Gauljac, interne, ont répété successivement l'opération ; les urines commençaient à contenir des mucosités filantes.

Le malade se croyant guéri de la pierre, sortit de l'hôpital et ne tarda pas à y rentrer.

Au commencement de novembre, M. Nélaton reconnut que la vessie contenait plusieurs fragments de calcul, et *qu'ils s'étaient compliqués de leur lésion consécutive habituelle : la cystite chronique.*

« Je songeai de nouveau, dit le chirurgien, après huit jours de repos, à briser et à extraire les dernières portions de pierre qui avaient échappé et n'avaient pu être réjetées. La première opération qui a été faite a permis de ramener un petit fragment qui fut engagé dans l'œil de la sonde que j'avais introduite préalablement pour m'assurer de la position du calcul ; je suis allé ensuite à la recherche du fragment qui restait.

» Une pierre, saisie avec le brise-pierre à *mors pleins*, a été écrasée et ramenée dans les mors de l'instrument, et, comme à la suite des séances précédentes de lithotritie, des graviers ont été rendus dans la journée de l'opération et le lendemain.

» Huit jours après, poursuit le professeur, j'ai renouvelé les introductions du brise-pierre en redoublant de précaution, et en suivant les mêmes indications que précédemment, nous n'avons eu aucune complication (le professeur ne dit pas s'il a extrait des débris), et tout nous engage à achever de débarrasser le malade. »

M. le professeur ajoute : « Aujourd'hui (5 janvier 1864), il reste encore des graviers et je me propose de les extraire devant vous ; mais il est bon que vous sachiez dans quel état se trouve actuellement le malade. Sa santé générale est bonne, mais il a en achevant d'uriner des douleurs dont l'intensité va croissant, et atteint son maximum après que les dernières gouttes d'urine ont été rendues ; il y a du ténésme vésical, et vous reconnaissez là un des principaux caractères de la cystite chronique. L'urine qui a séjourné dans le vase dépose des mucosités filantes, glaireuses et mêlées de pus. »

M. le professeur Nélaton a fait depuis quatre nouvelles séances, dont les dernières paraissent avoir été plus douloureuses que les précédentes.

Remarques à propos de cette observation.

A l'hôpital Necker, nous attachons la plus grande importance à déterminer, avant l'opération, les conditions que présente chaque malade, en autres termes, nous établissons avec soin la distinction des cas divers, distinction qui est le point de départ et la base du traitement ; car c'est par elle que le chirurgien acquiert les notions indispensables pour le choix des moyens et du procédé opératoire.

Dans notre traité, comme dans nos conférences, cette question est étudiée avec un soin particulier, parce que nous sommes convaincu que sans la distinction préalable des cas, la lithotritie, dans ses applications, ne reconnaît d'autre règle que le hasard.

On pense autrement à l'hôpital des Cliniques, s'il faut en juger par les écrits et les leçons du professeur Nélaton, et surtout par les réflexions qu'il a présentées au sujet du malade opéré dans son service.

Je ferai observer qu'en reproduisant à sa clinique, au sujet de la préparation du malade et des premiers temps du traitement, un extrait de ce que j'ai exposé (1), M. Nélaton l'a tellement écourté, et présenté d'ailleurs d'une manière si peu exacte, qu'en définitive sa leçon est tout à fait impropre à apprendre ce qu'il convient de faire.

Quant à l'opération proprement dite, je me bornerai à examiner quelques-uns des procédés employés par notre confrère.

1° En adoptant mon lithoclaste pour ses opérations, l'habile opérateur dit : « Nous nous servons du brise-pierre courbe dont » l'armature est à pignon ou à écrou brisé. Cette disposition est » indifférente. »

(1) *Traité pratique et historique de la lithotritie*, Paris, 1847, — et *Gazette des hôpitaux*, avril et mai 1863.

C'est là une erreur. J'ai démontré qu'en se servant du pignon il y a des temps de perdus : la pierre peut s'échapper, et l'on réussit plus difficilement à se débarrasser des débris calculeux. J'appelle l'attention de mon confrère sur ce point. Ce qu'il présente comme indifférent ne l'est pas du tout.

2° M. Nélaton, avant de commencer la séance de lithotritie, introduit une sonde dans la vessie, afin de s'assurer de la position du calcul dans ce viscère.

Pourquoi cette introduction de la sonde ? N'est-ce pas là une manœuvre inutile ? Elle augmente les souffrances du malade. On a vu aussi des accidents se produire à la suite de ces introductions.

3° Tous les praticiens savent qu'en retirant une sonde d'une vessie qui contient des fragments calculeux, il est prescrit de s'assurer d'abord si quelques fragments ne seraient pas engagés dans les yeux de la sonde.

M. le professeur ne prend pas cette précaution, et il retire la sonde sans se douter même qu'il ramène quelques débris pierreux. Cela peut ne pas avoir de conséquences pour M. Nélaton lui-même, puisqu'il porte, dit-on, la lumière dans le chaos ; mais ceux qui le voient à l'œuvre, et qui recueillent ses préceptes, n'auront peut-être pas le même privilége, et ils seront exposés, en l'imitant, à provoquer des accidents graves, qui sont malheureusement trop communs. Un des collègues de M. le professeur en a observé récemment un des plus formidables, et l'on en connaît beaucoup d'autres ; presque toujours la mort s'en est suivie.

4° Ici se présente une question importante de pratique. Elle doit fixer sérieusement l'attention de l'éminent chirurgien.

En général, le malade soumis à la lithotritie expulse naturellement avec l'urine, et très-rarement avec douleur, les débris de la pierre suffisamment broyée, et cela sans l'intervention du chirurgien.

Il y a un certain nombre de cas dans lesquels il faut extraire, par les procédés de l'art, les débris pierreux même les plus ténus. C'est ce procédé que M. Nélaton adopte dans la pratique, et qu'il applique, alors même qu'il a constaté qu'à la suite des séances, et le lendemain, des débris pierreux sont expulsés naturellement.

Est-ce que M. Nélaton ne se serait pas aperçu que le procédé qu'il emploie est d'une application incertaine et quelquefois dangereuse? Il connaît sans doute les faits malheureux de Dupuytren, de Brodie et autres, et les remarques pleines de justesse que le chirurgien anglais a faites à ce sujet, qui est l'un des plus intéressants du traitement des calculeux par la lithotritie.

Pourquoi conseiller aux jeunes chirurgiens des procédés difficiles et dangereux, puisqu'une longue expérience a confirmé l'utilité d'une autre pratique?

5° Tous ceux qui pratiquent régulièrement la lithotritie savent que la première séance de broiement est toujours la plus douloureuse; les suivantes le sont de moins en moins, et lorsque le traitement se prolonge, le malade souffre à peine du contact des instruments, si l'on procède régulièrement à l'opération. Ce résultat, depuis longtemps acquis à la pratique de la nouvelle méthode, est d'autant plus certain que les séances sont moins longues et qu'on observe plus exactement les règles prescrites. En faisant connaître l'importance de ce fait, depuis longtemps et à diverses reprises j'ai signalé une particularité qui paraît avoir échappé à la sagacité de M. Nélaton.

Ce fait de l'insensibilité progressive des surfaces sur lesquelles on agit ne se produit que lorsqu'on procède à l'opération suivant les règles. Si l'opérateur violente les organes, ou s'il les fatigue par des introductions répétées ou des contacts prolongés, ou des manœuvres irrégulières, etc., au lieu de diminuer, la sensibilité des surfaces touchées augmente, et, sous cette influence, la contractilité des tissus sous-jacents s'accroît, les troubles fonctionnels de la vessie deviennent de plus en plus graves, la miction est douloureuse et la cystite se manifeste avec ses conséquences.

Eh bien! on remarque quelque chose de tout cela chez le malade opéré à l'hôpital des Cliniques. On reconnaît que les premières séances furent bien supportées. En a-t-il été de même des suivantes? Le chirurgien nous dit que vers le milieu du traitement, ayant retiré après chaque séance et à deux ou trois reprises une grande quantité de débris pierreux, le malade éprouva des douleurs; il eut deux accès de fièvre. Plus tard les désordres locaux furent plus graves encore. Cet effet n'ayant pas lieu en général, on est autorisé à dire que la manœuvre opératoire n'a pas été régulière (1).

M. Nélaton a fait remarquer aux élèves que l'urèthre de son malade n'a pas saigné pendant l'opération et qu'il a compté, pour obtenir ce résultat, sur la lenteur et les ménagements dans l'introduction des instruments lithotriteurs.

Mais cette manière de procéder ne vient pas de l'hôpital des Cliniques. Il y a près de quarante ans que je l'ai établie, et je l'ai souvent reproduite, toujours pour lutter contre les habitudes de la pratique générale, où c'est un précepte d'aller vite et brusquement. Faut-il rappeler au célèbre professeur que l'urèthre de certains calculeux ne saigne pas, même dans les cas compliqués? En général, d'ailleurs, l'urine n'est teinte de sang qu'aux premières séances. Or, le malade de M. Nélaton était fait aux ma-

(1) M. Nélaton a déjà observé cette réaction des organes sur lesquels il avait agi sans les précautions nécessaires, chez un malade dont il parle dans sa deuxième leçon comme *d'un cas insolite* et dont le traitement dut être interrompu. C'est à ce moment que je fus appelé.

Le malade, me disait-on, avait très-bien supporté cinq séances de lithotritie, il ne restait plus dans la vessie qu'*un seul fragment* qu'on se proposait d'extraire, lorsque survinrent les obstacles qui m'étaient signalés.

Je crus reconnaître là les suites ordinaires des violences exercées sur le col vésical. Ce qui confirme cette opinion, c'est que l'opération est redevenue possible lorsque les effets de la violence ont cessé. C'est, du reste, ce que j'ai observé chez un grand nombre de calculeux qui se sont présentés dans mon service à l'hôpital Necker, après avoir été soumis à des tentatives d'opération par d'autres chirurgiens. Sous l'influence du repos et d'un traitement médical approprié, l'irritabilité et la contractilité exagérées du col vésical ont cessé et l'opération a été reprise avec succès. Ces cas ne sont pas insolites, comme semble le penser M. Nélaton.

Si l'habile chirurgien de l'hôpital des Cliniques rapproche ce cas de ceux qu'a publiés son collègue de l'Hôtel-Dieu et qui ont été indiqués plus haut, il remarquera une grande analogie dans les effets produits, et en particulier la difficulté d'introduire les instruments lithotriteurs à la suite de violences exercées sur le col vésical, surtout pendant l'extraction des débris pierreux. En général, les chirurgiens ne parlent pas des efforts qu'ils ont faits pour retirer l'instrument, mais ils reconnaissent que la cuiller était remplie de débris pierreux: il y a eu donc distension des parois du canal, et la réaction qui est survenue en était la conséquence.

nœuvres opératoires lorsqu'il entra dans le service de l'hôpital des Cliniques.

Je ne puis pas me dispenser d'ajouter quelques mots au sujet de ce malade, d'autant moins que c'est de ce cas tout particulièrement que M. Nélaton prend occasion d'exposer dogmatiquement ses idées sur la lithotritie, que cette observation résume les procédés de sa pratique, et que lui-même nous donne ce malade comme un sujet d'études des plus importants, sans toutefois paraître fixé sur le genre d'intérêt qu'il présente.

C'est un de ces hommes qui semblent faits pour les expériences à exécuter dans la vessie. On pourrait le comparer à ceux dont parle M. Tanchou, qui lui louaient leur vessie à 3 francs la séance, pour des exercices de lithotritie. C'est un de ces hommes qu'on ne parvient pas à tuer, aurait dit sir Astley Cooper.

On peut encore le comparer au malade Jacob Balthazar qui fit un certain bruit en 1839 (1). Cet homme, âgé de trente-quatre ans, avait la pierre. M. Laugier essaya de la briser au moyen du percuteur. Après les accidents survenus à la suite de la première séance, ce chirurgien renonça à l'opération, et l'on songea à expérimenter l'action dissolvante des eaux de Vichy.

L'administration accueillit le projet, mais l'état du malade dut être constaté préalablement par une commission médicale, avant son départ pour Vichy et après son retour.

Membre de cette commission, je fus chargé par mes confrères Blandin et Bérard de l'exploration. Au moyen d'un instrument lithotriteur porté dans la vessie, la pierre fut saisie et mesurée onze fois dans la même séance. La vessie, d'une capacité ordinaire et d'une contractilité modérée, supporta très-bien cette manœuvre facile d'ailleurs, et le malade, après l'exploration, put se rendre à pied, du parvis Notre-Dame à son hôpital (Beaujon).

La même série d'expériences recommença au retour du malade, et l'année suivante au départ et au retour. En tout quarante-

(1) Voy. mon ouvrage : *Du traitement médical et préservatif de la pierre*. Paris, 1840, p. 398.

quatre manœuvres pour saisir et mesurer la pierre, sans u'il soit survenu le moindre accident (1).

Depuis plus d'un an, le malade de M. Nélaton est en traitement pour la pierre.

Depuis plus de huit mois, qu'il est entré à l'hôpital des Cliniques, on travaille dans sa vessie, toujours pour le débarrasser de la pierre.

A cette fin, on a introduit par l'urèthre un grand nombre d'instruments, coup sur coup ou à des intervalles éloignés. On a manœuvré dans sa vessie de toutes les manières pour saisir et morceler la pierre, pour chercher à extraire ses débris, etc. Le patient a tout supporté sans que la santé générale se soit dérangée, et l'on n'a observé que de petits accès de fièvre, et à la fin, une cystite.

Il ne viendra assurément à l'esprit d'aucun praticien de considérer un tel sujet comme un modèle à proposer dans les applications de la lithotritie ; et les élèves de M. le professeur Nélaton doivent être bien persuadés qu'ils n'auront probablement pas de malades analogues dans leur pratique. Ils ne sauraient donc trop se tenir en garde contre les inductions pratiques qu'on paraît vouloir tirer de ce fait.

En effet, l'habile professeur dit à ses auditeurs : « Voyons main-» tenant quelles indications nous avons à remplir, et comment » doit être pratiquée la lithotritie. Vous allez retrouver des pré-

(1) Nous n'avons pas adopté la doctrine du professeur Nélaton qui indique le volume du calcul contenu dans la vessie, comme s'il s'agissait d'une sphère qu'on aurait sous les yeux.

Le célèbre professeur ne peut pas avoir perdu de vue que les calculs vésicaux ont des formes très-variées, et qu'on peut les saisir de différentes manières. Or, selon que le calcul est long, ovoïde, aplati, et suivant qu'il a été saisi par le centre, par ses extrémités, suivant le grand ou le petit diamètre, on obtient pour le même calcul des mesures très-différentes. Faut-il ajouter qu'à l'exception des cas que j'ai fait connaître, le chirurgien qui pratique la lithotritie ne mesure en réalité que le diamètre de la portion saisie de la pierre ?

En indiquant aux élèves le nombre de centimètres qu'il attribue à un calcul dans la vessie, le célèbre professeur avance ce qu'il ne peut pas savoir, et par suite il peut lui-même être induit en erreur dans les applications de la nouvelle méthode.

» ceptes que je vous ai enseignés, à l'occasion de ce même ma-
» lade, et que je ne saurais trop vous répéter, pour vous en gra-
» ver dans la mémoire toute l'importance. »

Si M. Nélaton a voulu parler sérieusement, cela est fâcheux. Ce serait fait de l'art de broyer la pierre, si les préceptes dont le professeur veut graver toute l'importance dans la mémoire de ses auditeurs venaient à être adoptés.

Encore une fois, le calculeux qui est entre les mains de M. Nélaton paraît être fait pour servir de sujet d'expérimentation dans les exercices de lithotritie, tant il se montre insensible et réfractaire à toutes les manœuvres, régulières ou irrégulières. Mais à cause précisément des conditions qu'il présente, on doit se garder de le proposer comme un exemple à ceux qui veulent s'instruire dans l'art de broyer la pierre. Avant d'entrer à l'hôpital des Cliniques, ce malade avait pendant six mois été traité par un autre chirurgien. Depuis plus de huit mois, M. Nélaton le traite à son tour, et l'on ne peut encore prévoir quelle sera l'issue de ces opérations. Quant à la première époque du traitement, on n'en sait que ce que le malade a bien voulu dire. Ce n'est par conséquent que sur la période intermédiaire que le professeur de la Faculté peut raisonner pour justifier ses préceptes. Ajoutons, pour achever de démontrer combien ce malade est mal choisi pour servir de texte à l'enseignement clinique de la lithotritie, que la réaction consécutive à l'introduction des instruments n'a guère lieu qu'aux premières séances, de sorte que cette réaction n'était plus à craindre lorque M. Nélaton a fait à l'hôpital sa première opération, qui était en réalité la cinquième ou la sixième depuis le commencement du traitement. Ce n'est point aussi un cas de ce genre qui permet d'apprécier pratiquement la valeur de la méthode, à l'égard de laquelle notre savant confrère ne paraît pas encore fixé.

Il dit en 1864 que la lithotritie est une conquête des plus précieuses.

Il disait en 1858 : « qu'il ne saurait répondre d'une manière
» exacte à la question de savoir si la guérison est plus fréquente
» à la suite de la lithotritie que de la taille (1). »

(1) *Éléments de pathologie*, t. V, p. 246.

Sans doute le savant professeur apportera en faveur de l'opinion qu'il exprime aujourd'hui des preuves autres que celles que peut fournir le malade de son hôpital.

Heureusement cette méthode a des bases solides ; et comme elle a résisté aux attaques antérieures, elle ne s'effraye pas du bruit qu'on fait en ce moment à l'hôpital des Cliniques.

Pendant qu'on s'efforce dans cet hôpital de faire accepter de fausses doctrines, de propager, par la voie de la presse et de l'enseignement, des procédés défectueux, des manières vicieuses d'opérer (toutes choses qu'on ferait si l'on avait l'intention de renverser la lithotritie), à l'hôpital Necker on applique cette méthode toujours avec le même succès.

Encore un trait distinctif entre l'enseignement de l'hôpital Necker et celui des Cliniques.

Dans les conférences que je fais habituellement depuis 1829, j'ai exposé avec les développements nécessaires tout ce qui se rattache aux maladies des voies urinaires. Maintes fois j'ai réfuté des doctrines qui ne s'accordaient pas avec les données de l'expérience ; mais jamais un seul mot n'a été prononcé qui pût blesser un autre chirurgien. Dans mon enseignement clinique, aussi bien que dans mes rapports particuliers avec les premiers chirurgiens de notre époque, dont j'ai quelquefois combattu les opinions, j'ai toujours concilié les devoirs professionnels et les intérêts scientifiques avec les égards qu'on se doit entre confrères (1).

(1) En 1842, S. B. Brodie, qui s'était occupé de la lithotritie avec beaucoup de zèle, voyant échouer ses tentatives d'opération, déclarait le succès problématique et allait renoncer aux applications de la nouvelle méthode. A la suite d'une discussion, dans laquelle j'osai combattre, non sans vivacité, des opinions préconçues, le célèbre Baronnet renouvela ses essais, entra dans une meilleure voie, et ne fit pas moins de cent quinze opérations. Devenu depuis lors un des plus fermes soutiens de la lithotritie, il me conserva jusqu'à la fin son amitié.

Scarpa avait conçu de tels préjugés contre l'art de broyer la pierre, qu'il se refusait à admettre la possibilité de l'opération. N'ayant que peu de temps à passer à Pavie, où j'avais été pour le voir, quelques courtes explications et la vue de mes instruments suffirent pour le ramener : peu de jours après notre entrevue, il m'adressait ses remercîments dans le journal d'Omodei.

Vincent de Kern, premier chirurgien de l'empereur d'Autriche, avait attaqué

Il en est tout autrement à l'hôpital des Cliniques, si l'on en juge par des passages tels que celui-ci. M. Nélaton, dans une de ses leçons sur la lithoritie, se plaint de n'avoir trouvé dans notre discours prononcé à l'ouverture de la clinique de l'hôpital Necker, à la fin de 1863, rien de ce qui avait été promis ; « mais en revanche, dit-il, force banalités, et les allégations les plus injustes et les plus blessantes pour les chirurgiens des hôpitaux de Paris, et les représentants de l'enseignement officiel (1). » (*Gazette des hôpitaux*, 5 janvier 1864).

publiquement ma méthode, et j'avais répondu à son attaque par les organes de la publicité. Peu de temps après ma réplique, Vincent de Kern m'écrivit pour me remercier d'avoir éclairé sa conscience, et me témoigna son estime en m'adressant une médaille d'honneur de la part de son auguste souverain.

Gibson, en opposition avec son compatriote Randolph, partisan déclaré de la nouvelle méthode, était ouvertement hostile à la lithotritie. Étant venu en France, il hésitait à se présenter chez moi. Il y vint cependant, et m'ayant vu opérer, il changea complétement d'opinion. Dans la relation de son voyage en Europe, il a témoigné non-seulement de ses convictions profondes à l'endroit de l'utilité de la lithotritie, mais encore de sa reconnaissance pour les observations que j'avais cru devoir lui présenter.

Voilà donc, sans compter tous les autres, quatre grands chirurgiens que j'ai réussi à convaincre et dont j'ai mérité l'estime ou l'amitié. Je dois ajouter que jusqu'ici je ne m'étais attiré aucune espèce de récrimination de la part de mes adversaires et contradicteurs.

(1) Depuis vingt ans je n'ai eu avec M. Nélaton que des rapports agréables ; je l'ai aidé de mes conseils lorsqu'il lui a plu de les réclamer ; et dans mon discours à l'hôpital Necker, je n'ai fait allusion à ce professeur que pour constater qu'il m'avait fait l'honneur d'adopter mes instruments de lithotritie.

Tout à coup, M. Nélaton prend dans une fraction de mon discours quelques phrases détachées, il les encadre avec art et il insinue que l'auteur de ce discours a manqué aux égards qu'il doit à ses confrères, et porté atteinte à leur considération.

Cette imputation n'est même pas vraisemblable. Comment M. Nélaton a-t-il pu supposer que j'aie eu la pensée d'attaquer mes confrères, qui tous (moins un peut-être) me rendent pleine justice?

De quoi s'agissait-il, en effet, dans mon travail? Uniquement de l'application de la lithotritie et des moyens de la perfectionner.

J'ai fait appel à mes confrères, et dans une question d'humanité et de pratique j'ai cru pouvoir compter sur leur bienveillant concours. J'ai indiqué en passant les points à élucider.

Après avoir fait bon marché de nos réflexions sur la pratique générale de la lithotritie, le professeur avait promis d'examiner en détail les questions graves et difficiles qui se rattachent à l'art de broyer la pierre ; il voulait graver, disait-il, dans la mémoire de ses élèves, les règles et les principes qu'il se proposait de leur enseigner à l'occasion de ce même calculeux dont nous avons étudié l'observation.

Mais on ne trouve dans le compte rendu de ses leçons que des considérations très-générales, telles qu'on pourrait les présenter dans un cours élémentaire. Quant aux questions pratiques et aux *règles qui doivent servir de guide* dans ces opérations délicates, les principales ont été mises de côté, et le petit nombre de celles qu'on a touchées l'ont été avec un esprit et dans des vues que caractérisent suffisamment les remarques précédentes.

En procédant ainsi, M. le professeur m'a mis dans l'obligation, non de me défendre, mais de rectifier certaines assertions douteuses.

M. Nélaton paraît se féliciter de n'avoir pas vu le service des calculeux à l'hôpital Necker, et il ajoute que M. Civiale de son côté n'a pas vu sans doute les autres chirurgiens dans leurs services respectifs. Est-ce que M. le professeur considérerait cet échange de visites entre chefs de service comme une des grandes questions pratiques qu'il s'est proposé de traiter ? Quoi qu'il en soit, comme ce qu'il avance ne peut manquer d'avoir un sens, je m'empresse de dire que :

J'ai été appelé à pratiquer la lithotritie au Val-de-Grâce, à l'hôpital de la rue des Postes, à celui de la rue Blanche, à l'hôpital Cochin, à Saint-Antoine, à la Pitié, et même à l'hôpital des Cliniques.

M. Nélaton, aujourd'hui chirurgien de ce dernier hôpital, ne sait peut-être pas que les doctrines qu'il y professe, et les appréciations qu'il présente avec tant de confiance en 1864, sont en opposition formelle avec l'enseignement qu'on donnait à ce même hôpital, lorsqu'il conservait son véritable caractère de *clinique de perfectionnement*, sous la direction du célèbre Antoine Dubois.

En 1829, A. Dubois me confiait la mission délicate de le délivrer de la pierre. J'opérai heureusement ce grand chirurgien par les mêmes procédés, avec les mêmes instruments dont le chef actuel de l'hôpital des Cliniques fait aujourd'hui le tableau le plus grotesque.

Ici s'arrête le parallèle demandé par M. Nélaton, que nous avons le regret de laisser incomplet, notamment en ce qui concerne le manuel opératoire et les résultats pratiques de la lithotritie.

Ces importantes questions ont été traitées ailleurs avec tous les développements nécessaires, au point de vue des doctrines et de la pratique en vigueur à l'hôpital Necker.

Pour ce qui est de l'hôpital de la Faculté, M. le professeur paraît s'être aperçu que son enseignement sur l'art de broyer la pierre pèche par la base, et qu'au point de vue des principes il reste beaucoup au-dessous de celui qu'il donne avec autorité sur les autres parties de la chirurgie. M. Nélaton a suspendu cet enseignement spécial. Les leçons sur le manuel opératoire de la lithotritie qu'il annoncait le 14 janvier (1) n'ont pas encore paru.

Félicitons ce chirurgien distingué entre tous de sa prudente réserve, et espérons qu'il comprendra à la fin combien il est regrettable que la lithotritie soit exposée et appliquée en France par les principaux représentants de l'enseignement officiel, de manière à compromettre l'avenir de cette méthode.

Résultats pratiques.

Tant de différences essentielles dans la manière de pratiquer la lithotritie par les chirurgiens des cliniques officielles et à l'hôpital Necker doivent nécessairement apporter des différences notables dans les résultats de l'opération. Ce sont ces résultats que je me propose d'examiner, en tenant compte de la manière dont on a recueilli les faits et des circonstances qui s'y rapportent.

1° *Résultats de l'opération de la lithotritie dans les hôpitaux.*

Plusieurs professeurs de clinique chirurgicale, notamment

(1) *Gazette des hôpitaux*, 1864, n° 5, 14 janvier.

M. Nélaton, se tiennent, en ce qui concerne les faits cliniques de la lithotritie, en dehors de la voie suivie par les chirurgiens les plus éminents de tous les pays et de tous les temps. Ils gardent pour eux les observations cliniques.

En cherchant à prendre place dans la pratique de la nouvelle méthode à côté des Swalin, des Randolph, des Crampton, des Brodie, cet habile chirurgien aurait-il oublié que ces grands maîtres se sont imposé le devoir de faire connaître leurs observations, et qu'ils ont insisté tout particulièrement sur les cas graves et compliqués au sujet desquels la pratique est moins avancée et où les conseils de l'expérience sont plus nécessaires? Où en serait maintenant l'art de broyer la pierre, si nous avions nous-même agi comme le fait M. Nélaton?

Qu'aurait-on pensé de notre probité scientifique si nous avions vanté les succès d'une méthode sans produire des preuves à l'appui? Le dogmatisme peut-il quelque chose pour étendre les ressources de l'art, si les acquisitions nouvelles, les améliorations et les perfectionnements introduits ne reçoivent une pleine et évidente confirmation de la démonstration pratique?

Sans doute M. Nélaton ne fait qu'imiter ses maîtres et ses collègues de la clinique chirurgicale. Mais en faisant comme eux, il les a dépassés, et il pousse la prudence jusqu'à l'excès. Ainsi, M. Jobert publie de temps en temps quelques rares observations, et M. Velpeau nous donne au moins une excuse : il dit qu'il ne parle pas de sa pratique parce qu'on pourrait trouver à y reprendre. Ce silence obstiné de la part de professeurs chargés de services considérables et préposés à l'enseignement clinique, est contraire aux traditions de la grande chirurgie, et d'autant plus regrettable, dans cette circonstance, qu'il s'agit d'une opération nouvelle, au perfectionnement et à la propagation de laquelle chacun doit concourir en publiant sans réserve les observations qu'il a recueillies (1).

En procédant comme ils le font, nos confrères laissent penser qu'ils n'ont pas songé aux progrès de l'art; aussi n'a-t-il reçu

(1) Dans un relevé fait par mes soins de 111 cas, on a trouvé la lithotritie applicable à 38 d'entre eux, et les 38 opérations ont donné 22 guérisons, 11 morts; dans deux cas le résultat n'est pas indiqué, et dans trois autres on a dû

aucune amélioration de leur part depuis plus de trente ans qu'ils s'en occupent. Toujours, au contraire, ils ont fait obstacle à son développement, ainsi que le constatent les remarques qui précèdent, et comme je le démontrerai encore. Faut-il ajouter que ces habiles chirurgiens, n'ayant pas réussi dans leurs tentatives de broiement, ont eu la regrettable pensée de mettre leurs revers sur le compte de la méthode? Elle est devenue si périlleuse entre leurs mains, tellement effrayante pour le public et pour eux-mêmes, qu'ils se sont demandé, *s'il y a moins de danger à se faire lithotritier qu'à se faire tailler, et quels services la lithotritie a rendus à la science et à l'humanité?*

2° *Résultats de la lithotritie appliquée suivant les règles.*

Plusieurs des chirurgiens qui s'occupent du broiement de la pierre remplissent leurs devoirs professionnels au double point de vue de l'enseignement et de la pratique de cette opération. Aussi, ne craignant pas qu'on trouve à reprendre dans leurs pratiques, ils n'hésitent pas à faire connaître loyalement les résultats qu'ils obtiennent, suivant en cela la voie tracée par de grands maîtres, celle qui fait progresser l'art, et la seule qui conduise à la solution des questions de thérapeutique.

Les faits de lithotritie tirés de ma pratique et que j'avais classés par catégories en 1846, étaient au nombre de 600. Je puis

recourir à la taille. Des 73 opérés par la taille, 43 ont été guéris, 23 sont morts, et dans les autres cas le résultat n'est pas indiqué.

Les résultats de la pratique privée sont encore plus imparfaitement connus. En 1847, j'ai indiqué, à titre de renseignements, 124 cas de lithotritie dont j'avais connaissance. Ces opérations, pratiquées par divers chirurgiens de Paris, ont donné 78 guérisons, 27 malades sont morts, et l'on n'a pas dit ce que sont devenus les 22 autres.

Enfin, dans un rapport déjà cité de M. Thierry, ex-directeur de l'Assistance publique, on lit que 18 calculeux ont été lithotritiés dans les hôpitaux de Paris, de 1850 à 1854, mais on ne fait pas connaître le résultat de ces opérations.

Ainsi, à l'exception de quelques cas isolés dont on a publié les détails, voilà ce qu'on sait approximativement de la pratique de la lithotritie dans les hôpitaux autres que celui des Enfants, au moyen d'une méthode qu'on dit *perfectionnée* et qu'on assure avoir été mise à la portée de tous les chirurgiens.

dire aujourd'hui qu'ils atteignent le chiffre d'environ 1400 (1).

Si l'on ajoute à ces faits ceux en plus grand nombre recueillis dans les diverses parties du monde par les chirurgiens qui ont étudié l'art de broyer la pierre à l'hôpital Necker, et qui suivent la méthode vraiment rationnelle, on aura une masse imposante de preuves qui mettent en toute évidence la haute utilité de la lithotritie régulièrement appliquée et les illusions regrettables de quelques chirurgiens qui paraissent ne pas savoir ce qui se passe autour d'eux et sous leurs yeux, et qui veulent cependant apprécier le service des calculeux et la lithotritie elle-même d'après ce qu'ils observent dans leurs salles, en suivant une manière défectueuse d'opérer. Des milliers de calculeux, traités utilement par la nouvelle méthode, dans toutes les parties du

(1) Ces faits ont été présentés à des périodes diverses (*Traité pratique et historique de la lithotritie*. Paris, 1847, p. 371-575) :

Première période, de 1824 à 1835 ..... 307 cas de lithotritie.
Deuxième période, de 1836 à 1843 ..... 332 —
Troisième période, de 1846 à 1859 ..... 560 —
Quatrième période, de 1860 à 1864 ..... 163 —

Les faits des deux premières périodes ont été classés et publiés en tableaux, avec tous les développements nécessaires. (Voy. aussi le *Traité de l'affection calculeuse*, chapitre *Statistique*, Paris, 1838 ; le *Parallèle des divers moyens de traiter les calculeux*, Paris, 1836 ; et mes *Lettres sur la lithotritie*, Paris, 1827-1848.)

Pendant la troisième période, de 1845 à 1859, les devoirs toujours croissants de la profession ne m'ont pas permis de continuer ce que j'avais fait les années précédentes. Les faits de cette période ne sont pas classés ; je me suis borné à faire le relevé d'un registre sur lequel sont inscrits les noms des opérés et les circonstances principales du traitement.

En 1855, à l'époque et à l'occasion de la réorganisation du service des calculeux, je m'aperçus que la propagation de la lithotritie subissait un temps d'arrêt ; quelques recherches sur ce sujet convertirent mes soupçons en certitude.

Cette idée me préoccupait. Je la communiquai à mon vieil ami, J. B. Biot, qui connaissait si bien le mouvement qu'il faut imprimer aux sciences pour les faire progresser.

Sur son indication, je commençai une nouvelle série de comptes rendus de ma clinique. (Voy. les *Comptes rendus de l'Acad. des sciences*, 1860, 1861, 1862.)

Chaque jour fait connaître l'utilité de ces compte-rendus. Je les reproduirai dans un appendice à ce travail.

monde depuis quarante ans, disent assez ce que cette méthode vaut.

Si des témoignages en masse ne suffisent pas à ses adversaires, si leur esprit d'investigation s'accommode mieux de faits isolés, il leur suffira de prendre dans nos relevés quelques noms d'hommes connus qui se sont confiés à nos soins, auxquels la lithotritie a prolongé l'existence, dont quelques-uns vivent encore (1).

La lithotritie a rendu de même des services aux malades de notre profession ; j'ai opéré 133 médecins ou chirurgiens.

Il m'est permis de dire aujourd'hui que, grâce à l'art de broyer la pierre, la Belgique conserve son souverain et le sénat français son illustre président.

Quoique la pierre ne soit pas une de ces maladies que l'on cache, j'avais pris mes mesures pour que les misères de ces grands personnages ne fussent pas mises sous les yeux du public. Chacun appréciera ce sentiment de haute convenance. Par une circonstance regrettable à mon insu, et peut-être aussi au profit d'un tiers, le nom du très-honorable président, nom cher à la France, a été livré très-indiscrètement à la publicité des grands journaux (2).

(1) Nous trouvons, dans l'industrie et le haut commerce : Dupuch (de Bordeaux), Rollet (de Marseille), Moses et Hall (de Londres), Van Kerckoven (d'Anvers), Thompson (de Philadelphie) ; dans l'armée : le duc de Padoue, le comte Wonsowicz, Jose de la Cruz, les généraux Scarminski, Blancfort, Duguin, les marins Desrotours, de Mareuse, Maudhuit ; dans les hauts rangs de la société française et étrangère : le prince Corsini, le comte Tarmoski, le comte de Las Cases, le baron Desportes, Coulman, Del Turco, de Dolomieu, Dusommerard, de Villalonga.

La magistrature, la science et les arts ont aussi leur part dans les bienfaits de la lithotritie ; je citerai le comte Colonna d'Istria, Corbisier, de Gaujal, Padilla, de Zach, Vandael, de Beaujour, Richard.

(2) Dans la *Presse* du 13 octobre 1863, on lit sous la rubrique : *Nouvelles du jour*, le passage suivant :

« On annonce que M. Troplong, qui souffrait depuis déjà quelque temps de la pierre, a dû être opéré. C'est M. Nélaton qui a fait cette opération, laquelle a parfaitement réussi. »

Il est très-vrai que l'opération a réussi. Je l'ai pratiquée en juillet 1863, et M. Nélaton n'y était pas. Une rectification de cette annonce fut promise par mon très-honorable confrère : elle n'a pas été faite.

Sur un autre point la lithotritie rend aux calculeux un immense service.

Lorsqu'on les traite par la taille, les dangers qui sont inséparables de cette opération ont inspiré à de grands praticiens la sage pensée de la différer aussi longtemps que la vie est supportable; mais cette temporisation commandée par la prudence a aussi ses dangers.

En laissant la pierre dans la vessie, le malade est condamné à une vie de souffrances; la pierre grossit et produit dans l'organe qui la recèle des désordres par suite desquels l'opérateur doit recourir à des manœuvres difficiles, laborieuses, qui font mourir un très-grand nombre d'opérés. Un cas nouveau de cette espèce a été communiqué depuis peu à la Société de chirurgie de Paris.

Toutes les fois qu'on applique la lithotritie, au contraire, c'est un devoir pour le chirurgien d'opérer au début de la maladie. Alors l'opération est toujours facile et peu douloureuse, la guérison est prompte et certaine, et l'on atteint ainsi le but cherché, c'est-à-dire d'assurer l'existence et d'éloigner la douleur. Lorsque la prévention contre la nouvelle méthode aura cessé, on trouvera rarement de grosses pierres, on n'observera plus les lésions qu'elles produisent et contre lesquelles les ressources de la chirurgie et toute la prudence humaine sont impuissantes.

Ainsi, pour le présent, la haute utilité de la lithotritie ne saurait être contestée; à l'avenir, cette utilité sera plus évidente encore, les malades seront guéris comme ils le sont aujourd'hui, et étant détournés de garder la pierre, ils seront soustraits aux désordres qu'elle cause.

Réflexions.

Ces remarques, que l'importance du sujet ne m'a pas permis d'abréger, suffiront, je l'espère, pour mettre en toute évidence deux points importants que j'ai énoncés, savoir :

1° Que l'art de broyer la pierre, régulièrement appliqué, a réalisé toutes les espérances qu'on avait conçues, mais que trop souvent, dans les hôpitaux et la pratique générale, on n'apporte pas à ses applications la prudence et l'opportunité désirables ;

2° Que l'instruction donnée aux jeunes chirurgiens sur

cette partie de la médecine opératoire est insuffisante sinon illusoire; par conséquent, un professeur de clinique chirurgicale ne saurait se poser en maître dans cette partie de la chirurgie, et un autre professeur de l'école encyclopédique n'est pas autorisé à affirmer devant l'Académie des sciences, *qu'un service spécial pour le traitement de l'affection calculeuse est inutile, que la lithotritie est régulièrement appliquée dans les hôpitaux de Paris au moyen d'instruments perfectionnés... que ces instruments sont à peu près les seuls employés actuellement, qu'ils ont le plus concouru à populariser cette opération... qu'ils en ont fait une opération uselle... et à la portée de tous les chirurgiens.*

Je regrette d'avoir à dire que l'éminent chirurgien dont je cite les paroles se trompe sur tous les points qu'il touche. Nest-il pas démontré qu'en France, et particulièrement dans les hôpitaux de Paris, on pratique rarement la lithotritie, et que les procédés auxquels on a recours ne sont pas irréprochables? (Voy. plus haut la *lithotritie à l'Hôtel-Dieu et à l'hôpital des Cliniques.*)

Chose étrange ! on commença par faire croire que mon service était sans importance, et qu'on n'y traitait que des malades égarés!

Plus tard, on a prétendu que ce service était pernicieux aux opérés. Aujourd'hui on vient dire qu'il est inutile, et la raison qu'on allègue, c'est que dans les hôpitaux ordinaires, la lithotritie serait déjà rentrée dans le domaine de la chirurgie générale. Et cependant il suffisait d'avoir démontré que les applications de la lithotritie n'y sont pas faites régulièrement pour prouver la nécessité du nouveau service.

3° En ce qui concerne les instruments et les procédés perfectionnés que l'orateur mentionne dans sa note à l'Académie, il y a de l'ambiguïté.

Assurément la lithotritie s'est perfectionnée depuis 1824, et j'ai exposé les principales améliorations qu'on y a introduites, surtout dans ses applications aux cas compliqués.

Mais si l'idée d'un perfectionnement se présente naturellement à l'esprit, surtout lorsqu'il s'agit d'une méthode nouvelle, il faut bien distinguer les perfectionnements réels qui satisfont aux lois de la théorie et aux besoins de la pratique, et ceux qui ne sont que des illusions de l'amour-propre, que j'ai appelés *perfec-*

tionnements illusoires, et dont le nombre, en ce qui touche au broiement de la pierre, est de beaucoup supérieur à ceux de l'autre catégorie. (Voy. l'appendice.)

Eh bien! les instruments et les procédés dits perfectionnés, auxquels on fait allusion, qui auraient, dit-on, vulgarisé la lithotritie, l'auraient mise à la portée de tous les chirurgiens et qui réuniraient toutes les conditions de succès, sont en réalité, je le répète, tellement défectueux que les praticiens les plus habiles ne réussissent pas à les appliquer utilement, comme le prouvent les résultats qu'on obtient par leur emploi dans les cliniques officielles.

Ainsi les chirurgiens qui crurent d'abord à un perfectionnement de l'art, et ceux qui l'ont proclamé depuis comme un fait accompli, se sont mépris. Au lieu d'un progrès, c'est la décadence de la méthode qu'il a fallu constater. Par suite, ses applications sont devenues de plus en plus rares, et l'on n'y a guère recours dans les hôpitaux que lorsque les malades refusent de se laisser tailler (1).

Si des praticiens exercés aux manœuvres des grandes opérations, avec toutes les ressources dont ils disposent, sont arrêtés dans leur pratique, s'ils observent des accidents formidables qui effrayent les malades et les opérateurs les plus intré-

(1) Quelques malades refusent de se soumettre à la taille, et leur obstination devient quelquefois embarrassante pour les chirurgiens qui n'aiment pas la lithotritie, ou qui ne sont pas habitués à la pratiquer. Les chefs de service tiennent cependant à retenir ces malades dans leurs salles, afin qu'ils ne passent pas dans les mains des infidèles. S'ils ne réussissent pas à leur persuader qu'ils ont plus d'intérêt à être taillés qu'à être lithotritiés, ils prennent le parti d'essayer de la lithotritie. Par le fait de ces tentatives les malades souffrent, les douleurs persistent et augmentent, bientôt apparaissent des désordres généraux. Le malade s'effraye et il finit par demander lui-même l'opération qu'il avait d'abord refusée. C'est ce qu'on appelle la nouvelle manière de faire accepter la taille par les calculeux. On m'assure qu'elle a réussi plusieurs fois.

Un cas très-curieux a été observé il y a peu de temps.

Un calculeux se présente dans un hôpital pour être opéré par la lithotritie ; mais le chirurgien est partisan déclaré de la taille. Toutefois, pour satisfaire le malade qui demandait sa sortie, il se résigna à faire quelques tentatives de broiement ; elles furent bien supportées. Comme la pierre était grosse et diffi-

pides, quelle sera la position des jeunes chirurgiens fidèles aux doctrines de l'école et à la parole du maître, appelés à pratiquer la lithotritie et se trouvant réduits dans une province isolée à l'emploi de ces mêmes instruments et de ces mêmes procédés qu'on leur a recommandés avec tant de confiance.

Le jeune docteur s'aperçoit d'abord que l'introduction du forceps est difficile et surtout douloureuse, parce que la courbure de cet instrument n'est pas en rapport avec celle de l'urèthre, qu'elle est trop forte et que le canal n'est pas préparé à la recevoir, et surtout parce qu'on lui a conseillé une manœuvre irrégulière en prescrivant d'introduire le forceps dans la vessie *d'après les règles du cathétérisme ordinaire.*

J'admets qu'il parvienne dans la vessie ; il ne réussira à saisir la pierre que par des mouvements étendus, prolongés, douloureux ; le plus souvent même la pierre ne viendra pas se placer dans l'instrument, comme on le lui a dit.

Ce n'est pas tout ; à la fin de la séance il réussira plus difficilement encore à fermer l'instrument à cuvette ou à cuiller, parce que celle-ci est trop profonde et remplie de débris pierreux ou que l'écrou fonctionne mal.

Cette partie de l'opération dont on ne s'occupe pas assez est devenue très-souvent, et tout récemment encore, une source

cile à saisir, l'opérateur se découragea et finit par déclarer au malade qu'il fallait recourir à l'ancienne méthode parce que la nouvelle était impossible. Le malade, qui était malin, avait recueilli après chaque tentative d'opération une certaine quantité de débris pierreux dont il avait rempli une petite boîte. A la vue de ce produit, le chirurgien reconnut qu'il avait fait de la lithotritie sans le savoir ; il continua le traitement de la même manière et le malade guérit.

On parle d'un calculeux, dans un autre hôpital, qui ne voulait pas davantage être taillé ; il fut d'abord chloroformisé et l'on pratiqua ensuite l'opération qu'il redoutait tant.

Ce cas me rappelle celui du malade Azyle, dont j'ai publié les détails (*Traité pratique et historique de la lithotritie.* Paris, 1847, p. 426). Cet homme, l'un des concierges des Tuileries, demandait à être opéré par la nouvelle méthode ; le chirurgien consulté promit de l'opérer par la nouvelle méthode, mais ces mots ne signifiaient pas la même chose pour le chirurgien et pour le malade. Celui-ci ne se laissa pas opérer lorsqu'il apprit qu'il allait subir une taille nouvelle. Heureusement pour lui on n'avait pas encore trouvé le chloroforme.

d'accidents plus graves les uns que les autres. Je ne connais pas de position aussi pleine de danger pour le malade et pour l'opérateur qui reconnaît alors, mais trop tard, qu'on ne lui a pas enseigné la bonne méthode.

L'auteur de la note dit, en terminant, que les instruments perfectionnés dont il parle sont à peu près les seuls employés actuellement et que M. Civiale les a adoptés dans sa pratique (1).

Ces assertions manquent de vérité. J'ai démontré que ces instruments sont très-imparfaits; par leur emploi, on termine rarement une opération.

En ce qui me concerne, tous les chirurgiens éclairés savent que je n'ai pas adopté et que je n'emploie pas dans mes opérations les moyens que MM. Velpeau et Nélaton veulent absolument placer dans mes mains (2).

(1) Une idée, quelque absurde qu'elle soit, trouve toujours quelqu'un pour l'accueillir et la défendre. Aussi s'est-il trouvé parmi nous des chirurgiens assez irréfléchis pour croire peut-être, mais pour professer à coup sûr, que M. Civiale a toujours fait ses applications de lithotritie au moyen d'instruments et par des procédés imaginés ou perfectionnés par d'autres chirurgiens. C'est ce que M. Velpeau déclarait à l'Académie des sciences en 1857, en indiquant les instruments qui ont rendu la lithotritie applicable à l'homme et ceux dont on se sert aujourd'hui. Je reviendrai sur ce sujet à l'appendice.

Mais il faut qu'on sache que par cette bizarre combinaison on est parvenu à accréditer dans le public un grand nombre d'instruments et de procédés plus défectueux et plus dangereux les uns que les autres. Les chirurgiens les plus méritants s'y sont laissés prendre ; à ceux qui hésitent on répond : « M. Civiale s'en sert », ce qui n'est pas.

Tout récemment encore, un honorable professeur de la Faculté, pratiquant une opération de lithotritie, déclare de bonne foi qu'il s'est servi de l'instrument de M. Civiale. Eh bien ! ce professeur a été trompé, aucun de mes lithoclastes n'est *à pignon*. Si l'opérateur n'a pas réussi à dégorger l'instrument, ce n'est pas à mes procédés qu'il doit s'en prendre.

(2) Tous les praticiens pensent, à bon droit, que j'emploie dans mes opérations les instruments et les procédés qui réunissent le plus de conditions favorables à la régularité et au succès de la manœuvre. Les jeunes chirurgiens à l'esprit desquels ne viendrait pas la pensée que nos savants confrères se sont trompés, ne manqueront pas d'adopter en toute confiance les instruments et les procédés que MM. Velpeau et Nélaton persistent à placer dans mes mains, et par suite, ils auraient des mécomptes dont je ne veux pas accepter la responsabilité.

Mais supposons, pour un moment, que je me serve de ces mêmes instruments, de ces mêmes procédés par l'emploi desquels Dupuytren d'abord, et ensuite MM. Velpeau, Nélaton et leurs collègues ont fait leurs tentatives d'opération sans succès. Comment ces grands chirurgiens prétendent-ils expliquer leurs mécomptes et leurs revers? Veulent-ils laisser croire que des opérateurs se servant des mêmes moyens, procédant de la même manière à la même opération et marchant côte à côte dans la même voie pendant quarante années, puissent arriver l'un à opérer avec sûreté, aisance et succès, tandis que les autres sont encore à la recherche des moyens de réussir?

Tant d'humilité n'entre pas dans les mœurs chirurgicales. Quant à moi, j'aime mieux attribuer les insuccès à l'imperfection des instruments qu'à la maladresse des opérateurs.

Faut-il encore répéter qu'il y a pour l'application de la lithotritie ce que j'appelle la bonne et la mauvaise méthode, expressions qui résument l'ensemble des moyens et des procédés dont on se sert et qui doivent être groupés suivant qu'ils sont réguliers et conformes aux principes de l'art ou qu'ils ne présentent pas ces caractères.

Par un concours de circonstances regrettables, presque tous les chefs de service dans les hôpitaux civils ayant adopté des moyens et des procédés dont l'expérience n'a pas prouvé l'utilité, ne peuvent réussir que très-rarement, quelque habiles qu'ils soient d'ailleurs. Aussi n'ont-ils souvent recours à la nouvelle méthode que lorsqu'ils y sont forcés par les malades. Le résultat de leurs tentatives est presque toujours défavorable, ce dont on se rend facilement compte.

Mais ce qu'on ne comprend pas aussi bien, c'est que ces mêmes opérateurs aient la prétention d'introduire de force dans la science et dans la pratique de la chirurgie, la nouvelle méthode telle

Je répète donc, qu'on ne trouvera rien dans mes écrits ni dans ma pratique qui puisse donner lieu à la supposition que je combats. Le lithoclaste et le trilabe dont je me sers suivant les besoins, sont semblables, en tous points, à ceux que j'ai décrits dans le *Parallèle des divers moyens de traiter les calculeux*, Paris, 1836, et dans mon *Traité pratique et historique de la lithotritie*, et qui sont reproduits dans cet ouvrage. Ils diffèrent par conséquent de ceux dont on m'attribue l'usage.

qu'ils la présentent dans leurs ouvrages élémentaires, telle qu'ils l'enseignent oralement et qu'ils l'appliquent dans leurs cliniques, c'est-à-dire qu'ils veuillent accréditer et imposer une méthode qui manque de base et ne peut se soutenir.

C'est pour arrêter la propagation de ces fausses doctrines que j'ai tenu à assurer la stabilité d'un service dont la destination spéciale est tout à la fois de propager les vrais principes de l'art et de maintenir intacte la méthode du broiement de la pierre, aussi bien que l'uréthrotomie interne et toute autre opération nouvelle applicable au traitement des affections des organes génito-urinaires.

§ IV. — LE SERVICE DES CALCULEUX SOUS MES SUCCESSEURS.

Le service des calculeux fonctionnera-t-il sous mes successeurs dans le sens de son institution? Des doutes ont été exprimés à cet égard, mais ils ne paraissent pas fondés.

1° Le nombre des lits qu'on croyait trop restreint suffit à tous les besoins de la spécialité, au double point de vue de la pratique et de l'enseignement. Le célèbre A. Dubois n'en avait pas davantage, et pendant un grand nombre d'années ce professeur a fait néanmoins la clinique la plus intéressante et la plus recherchée dont on se souvienne à Paris.

A l'égard de l'enseignement clinique, le service des calculeux est une source féconde d'instruction pratique fort recherchée par les élèves à la fin de leurs études, et surtout par les chirurgiens étrangers venus en France pour y compléter leur éducation professionnelle.

Je présenterai ici de courtes remarques sur les opérations que réclament les maladies des voies urinaires, au sujet desquelles on ne paraît pas s'entendre.

Les opérations qu'on fait dans l'urèthre et la vessie sont considérées avec raison comme les plus difficiles et les plus importantes de la médecine opératoire. Celui qui les entreprend doit avoir des sens exercés, des connaissances approfondies, notamment en pathologie, et une certaine aptitude à employer des instruments compliqués. Il ne doit point perdre de vue surtout, que ces manœuvres exigent une précision et une mesure qui ne sont pas également nécessaires dans d'autres parties de la chirurgie.

Nous avons vu des praticiens très-habiles dans les opérations ordinaires, exécuter celles dont nous nous occupons d'une manière très-vicieuse; et l'on est parti de là pour soutenir que la lithotritie n'entrerait jamais dans la chirurgie ordinaire. Mais qu'on le remarque bien, parmi les praticiens qui n'ont pas réussi, les uns emploient des instruments défectueux qu'ils appliquent sans règle ni méthode, sans s'être préparés à l'opération, sans y avoir préparé les malades, et sans connaître les dispositions accidentelles des organes, ni la manière dont ils supporteront le contact des instruments.

Suivant les autres, c'est par des combinaisons instrumentales qu'il faut chercher à régulariser ces opérations, et en particulier l'uréthrotomie et la lithotritie, qui sont les plus importantes; c'est par ce moyen aussi qu'ils espèrent vaincre les difficultés qui les arrêtent.

Mais ne sait-on pas que procéder ainsi, c'est réduire à un acte mécanique les opérations les plus difficiles et mettre sur le second plan l'élément chirurgical qui fait la base fondamentale de toute pratique rationnelle?

Les chirurgiens propagateurs de cette doctrine erronée qui remonte à 1828, semblent ignorer que les instruments de la lithotritie sont aux mains de l'opérateur comme le ciseau ou le pinceau dans celles de l'artiste, des moyens dont chacun se sert à sa manière, et que c'est cette manière qui constitue l'artiste et le chirurgien.

Il en est qui ne conçoivent pas que lorsqu'il s'agit d'opérer sur la face interne de l'urèthre, sur le col ou dans l'intérieur de la vessie, on doit compter à peine sur celui des sens principaux qui est généralement le guide le plus sûr dans les opérations chirurgicales. Dans celles qui nous occupent et qui sont du domaine de cette chirurgie interne, trop peu étudiée, dont je vous ai souvent entretenu, l'opérateur est pour ainsi dire réduit à l'unique ressource du toucher. C'est par le toucher médiat exercé au moyen d'un long instrument, tenu du bout des doigts, qu'il doit s'éclairer et se conduire pour exécuter, dans un organe profondément situé, une suite de mouvements précis, mesurés, et d'une extrême délicatesse.

On peut se représenter à peu près la position de l'opérateur en se rappelant que son but est de découvrir et de saisir dans la cavité vésicale, souvent déformée, et parmi les productions morbides, non-seulement des débris de calculs, mais encore les nombreux corps étrangers accidentellement introduits dans la vessie. Souvent aussi il est appelé à reconnaître les excroissances, les tumeurs nées du col et de la face interne de la vessie; il doit en distinguer les espèces, en déterminer les principaux caractères, extirper ou détruire celles qui sont susceptibles de l'être, sans léser les tissus sains, etc. Ce sont autant d'opérations nouvelles auxquelles nous avons été conduit par les applications de la lithotritie. Nos prédécesseurs ne s'en occupaient pas. Beaucoup de chirurgiens contemporains n'y croient pas encore, et néanmoins elles sont souvent exécutées avec précision, aisance et sûreté, soit dans mon service, soit dans ma pratique particulière.

Pourquoi donc tant de scepticisme, lorsqu'il suffit de voir? N'est-ce pas là, d'ailleurs, un effet ordinaire de la perfectibilité? Les sens de l'homme se perfectionnent prodigieusement par l'exercice. N'obtient-on pas tous les jours dans les arts et même dans les professions manuelles des effets qui étonnent?

Pourquoi un chirurgien intelligent, s'écartant de la routine, si commune et tout à la fois si nuisible dans la pratique de la chirurgie en général, et suivant la voie expérimentale, n'arriverait-il pas, par des exercices répétés, par des efforts persévérants et de patientes études, aux plus grands effets de son art? Pourquoi ne réussirait-il pas à effectuer aisément des manœuvres opératoires dont nombre de chirurgiens ordinaires ne conçoivent même pas la possibilité?

Si ces opérations délicates n'ont pas été répétées par les chirurgiens vieillis dans la pratique, il n'y a pas lieu de s'en étonner, puisqu'en suivant la vieille méthode ils se privent d'une grande ressource, le perfectionnement de la main par les exercices préliminaires, et qu'ils emploient des instruments imparfaits. Mais ces opérations seront exécutées par d'autres chirurgiens, notamment par ceux qui seront appelés à me succéder; et s'ils ne s'engagent pas dans une fausse voie, si, comme je me plais à le penser, ils ont cette vocation qui commande un dévouement absolu à la science et à la profession, ils pratiqueront aisément ces mêmes opérations délicates. Ils réussiront d'autant plus sûrement que l'art est constitué, qu'il ne s'agit que d'appliquer ses ressources; ils réussiront surtout parce qu'ils savent que le chirurgien n'opère pas comme l'oiseau chante, qu'il n'y a pas de science infuse, qu'il faut la conquérir et préparer ses sens par l'exercice. Aucun d'eux, j'en ai la certitude, ne reculera devant les travaux préliminaires et les expériences propres à lui donner la finesse et la délicatesse du toucher qu'exigent ces opérations.

Si nous avons réussi dans un grand nombre de ces opérations délicates, ce n'est pas par l'effet d'un don du ciel ni d'une aptitude extraordinaire, ainsi que l'insinuent quelques personnes, qui ont à tort confondu l'art du peintre et du statuaire, où l'inspiration domine, et celui du chirurgien, qui repose à la fois sur la théorie, les préceptes et les expérimentations. Eh bien! tout cela s'acquiert par les exercices préparatoires, et tout cela doit être acquis avant d'entreprendre l'opération.

N'est-ce pas ainsi que procèdent les grands maîtres? Pour ne citer qu'un exemple récent, n'a-t-on pas vu Dupuytren se livrer à des essais réitérés avant de pratiquer sur le vivant sa taille bilatérale? Il ne s'agissait cependant que d'une modification de la cystotomie.

Combien ces exercices, ces expériences, ces travaux préliminaires ne doivent-ils pas être plus nombreux, plus variés et plus complets, lorsqu'il s'agit de s'ouvrir une route dans l'inconnu, de créer un appareil instrumental et un procédé opératoire, d'instituer une méthode entièrement nouvelle et d'en régler les applications? A ces conditions le but peut être atteint; la lithotritie en fournit la preuve la plus évidente. Avant d'appliquer cette méthode à l'homme, je m'étais tellement familiarisé avec les divers temps de la manœuvre que rien d'imprévu ne vint me troubler pendant l'opération, — il s'agit de la première, — et que le malade lui-même a peu souffert, parce que les mouvements étaient réglés et exécutés avec aisance et sûreté. Les chirurgiens qui voulurent bien assister aux premières applications de cette méthode en furent tous surpris. On peut enjuger d'après le rapport dans lequel Percy et Chaussier rendirent compte à l'Académie de la mission qu'elle leur avait confiée (1).

M. le professeur Velpeau (2), dans une appréciation de mon premier *Traité pratique et historique de la lithotritie*, s'exprimait comme on l'a vu dans le passage cité plus haut et qui est encore plus décisif.

Sans doute le savant professeur fit alors une part trop belle au chirurgien et à la méthode; néanmoins j'ai tenu à reproduire ses propres paroles, qui contrastent singulièrement avec les opinions qu'il a exprimées depuis. Je devais les citer ces paroles, parce qu'elles ont une grande portée dans la question qui nous occupe; elles constatent une fois de plus la perfection de nos procédés opératoires, et le degré de précision et de sûreté que l'art de broyer la pierre avait atteint dans nos mains, lorsque nous l'avons introduit dans la pratique chirurgicale, et avant même de l'appliquer au traitement des calculeux ; elles rendent compte des succès que nous avons obtenus dès les premières applications de cette méthode; elles mettent en pleine lumière l'utilité inappréciable que le chirurgien retire dans sa pratique des études et des exercices préparatoires que je recommande avec instance aux chirurgiens qui veulent pratiquer la lithotritie.

Ces avantages seront-ils compris par quelques chirurgiens trop entreprenants qui, rejetant toute préparation, professent qu'on peut apprendre la lithotritie sur le malade lui-même après l'avoir réduit, au moyen des anesthésiques, à un état d'insensibilité plus ou moins complète?

En attendant le moment d'examiner cette manière de voir, je ne saurais m'élever avec trop de force contre une doctrine contraire à tous les principes, contre une pratique inhumaine et pleine de périls (3).

(1) Voyez le rapport déjà cité.

(2) *Archives générales de médecine*, t. XV, p. 150.

(3) Si tout ce qui m'a été dit à ce sujet est fondé, s'il est vrai que des chirurgiens ont le courage de faire leur apprentissage en lithotritie sur de malheureux malades, je considérerais comme un devoir de stigmatiser cette conduite contraire à tous les principes. Opérer ainsi, sans avoir acquis l'habileté nécessaire par des exercices préparatoires, c'est s'exposer à tuer l'opéré en déconsidérant la méthode.

§ V. — DE LA SPÉCIALITÉ DANS L'ART DE GUÉRIR.

Tous mes lecteurs savent qu'on s'est beaucoup occupé dans ces derniers temps de savoir si un chirurgien peut, par des études limitées à un point de la science, contribuer aux progrès de l'art et de la pratique tout aussi bien que celui qui promène son intelligence sur tous les points des connaissances médicales.

En répondant négativement, les chirurgiens de l'école encyclopédique me paraissent avoir oublié des faits notoires et d'une grande importance.

1° Il est constaté que le génie le plus vaste ne saurait, dans l'état actuel des choses, embrasser et mener de front toutes les parties de l'art de guérir, sans risquer d'en méconnaître les ressources et les exigences. Le seul moyen d'acquérir ce savoir solide qui permet d'appliquer avec sûreté les préceptes, de profiter des fruits de l'expérience, c'est de réduire le cadre de ses études.

2° D'un autre côté, s'il est nécessaire, pour édifier l'art de guérir dans son ensemble, d'en rapprocher, d'en unir toutes les parties diverses, n'est-il pas évident que, pour appliquer cet art avec avantage, il faut, conformément au principe de la division du travail, séparer ces parties, les isoler en groupes distincts sur lesquels se concentrera l'attention du praticien ?

Mais on ne s'entend même pas sur le véritable sens du mot *spécialité*. Voici ce que nous dit l'un des chefs de l'école encyclopédique : *C'est une tendance fâcheuse que celle qui pousse aveuglément une foule de médecins et de savants vers les études restreintes.* Pour cette école, le chirurgien spécialiste n'est qu'un homme qui s'est cantonné dans un petit coin des études médicales et qui se tient désormais dans une sorte d'isolement, voué tout entier à l'espèce d'industrie qu'il exerce.

Ce n'est pas de ce point de vue qu'il faut envisager la spécialité scientifique.

Pour nous, le chirurgien qui se destine sérieusement à une spécialité de l'art de guérir embrassera dans ses études préparatoires toutes les parties qui constituent l'art. Reconnaissant ensuite l'impossibilité de les cultiver toutes avec un soin égal, il se restreint en conséquence et concentre sur un seul point les connaissances qu'il a acquises dans les diverses branches de son art, compare les principes généraux de la science avec les faits particuliers qu'il observe, et arrive ainsi à pouvoir approfondir la spécialité dont il a fait choix.

Tels sont les principes qui m'ont dirigé dans mes travaux et que je me borne à rappeler ici, les ayant exposés et développés ailleurs (1).

Au double point de vue du progrès et des applications de l'art, la spécialité présente des avantages qui n'ont pas encore été bien appréciés. C'est ainsi qu'une faculté de médecine, consultée par l'autorité et réunie en assemblée délibérante, a déclaré, dit-on, qu'on ne peut rien attendre du concours des spécialités dans l'enseignement théorétique et pratique de l'art médical.

J'ai le regret de dire que les savants qui ont assumé la responsabilité de cette opinion négative se trompent et que de plus ils sont injustes envers les spécialistes.

Qu'ils ouvrent seulement les yeux sur les progrès que la chirurgie a faits depuis cinquante ans dans le traitement des maladies de l'oreille, du larynx, des yeux, des voies urinaires, etc., et ils seront forcés de reconnaître que ces améliorations incontestables ne sont pas du fait des chirurgiens encyclopédistes. Si plusieurs d'entre eux ont attaché leur nom à ces améliorations c'est en y résistant obstinément.

Ces éminents professeurs, que la spécialité irrite et exaspère, n'ont pas voulu reconnaître que par la répétition des opérations spéciales l'observation s'étend de plus en plus, le jugement se rectifie, les sens acquièrent de la finesse et de la force, et les ressources de l'opérateur se multiplient. C'est en effet par l'exercice fréquent, par la culture assidue des facultés natives, que le talent se développe et que l'habileté s'acquiert. Toutes choses

(1) Ces courtes observations se trouvent déjà dans mon *Exposé des titres pour l'Académie des sciences* (brochure in-4, janvier 1843), et dans l'introduction à mon *Traité pratique sur les maladies des organes génito-urinaires* (3e édition, Paris, 1858, t. I, p. VIII). Je ne fais ici qu'effleurer une grande question qui a vivement préoccupé de très-bons esprits ; M. L. Peisse l'a traitée en 1857 (*La médecine et les médecins*, t. I, p. 305), et M. Diday en 1859.

égales d'ailleurs, le spécialiste fait mieux certaines opérations par cela même qu'il les pratique plus souvent (1).

J'ai à peine indiqué dans ces remarques plusieurs points de pratique d'un grand intérêt; les développements qu'ils exigeraient m'eussent entraîné bien au delà des limites que je me suis imposées.

Il est inutile d'ailleurs de recommencer ici l'étude de ces questions de détail, que j'ai traitées précédemment de façon à faire connaître non-seulement les véritables principes de la lithotritie et de l'uréthrotomie, la perfection des moyens, la régularité des procédés et les précautions à prendre pour assurer le bon résultat de l'opération, mais encore une suite d'observations fines et délicates et d'impressions fugitives qui sont le fruit de la pratique.

Heureusement que ces finesses de la pratique peuvent être transmises des vieux aux jeunes, suivant la méthode clinique, c'est-à-dire par l'observation directe des cas divers et des opérations pratiquées sur le malade. Au lit du patient, c'est l'expérience du maître qui éclaire l'élève. Là se fait un enseignement qui établit une sorte de tradition à laquelle les anciens attachaient beaucoup d'importance et que l'école moderne

(1) M. le docteur Dolbeau a publié récemment un *Traité pratique de la pierre*, sur la valeur duquel je n'ai point à m'expliquer pour le moment. Cet ouvrage a fourni à l'un des rédacteurs de la *Gazette des hôpitaux* l'occasion d'adresser à la spécialité de la lithotritie une critique indirecte qui pèche peut-être par l'équité. « Il est heureux, dit le rédacteur de la *Gazette*, qu'on puisse démontrer par un exemple ce que peut être un livre spécial qui n'est pas fait par un spécialiste. »

A cette réflexion nous opposerons une simple remarque ; c'est que l'auteur en question, après avoir parcouru le cercle des études médicales ordinaires, a cultivé avec un soin tout particulier la spécialité de la lithotritie. Il m'a remplacé plusieurs fois dans mon service à l'hôpital Necker, où il a pratiqué diverses opérations de lithotritie et de cystotomie ; dans ma pratique particulière, je l'ai mis à même de faire, plusieurs fois et sous mes yeux, des opérations de taille, dont quelques-unes fort instructives. De plus, j'ai eu, pendant plusieurs années, l'avantage de voir souvent M. le docteur Dolbeau, soit à l'hôpital, soit dans la vie privée, et l'occasion de lui exposer fort au long mes doctrines, et même de lui faire connaître des travaux encore inédits. De tout cela quelque chose se retrouve dans son ouvrage qui n'est pas tout à fait, comme on le voit, le produit de l'enseignement encyclopédique.

dédaigne à tort ; car cette tradition est le principe vital de l'art.

Ce mode de transmettre les acquisitions de l'expérience par la parole interprétant les faits et les procédés, est non-seulement utile, mais encore indispensable. Supposons un chirurgien intelligent, sous les yeux duquel on fait une opération difficile dont les détails échappent à la vue ; l'opération à laquelle il assiste ne sera pas pleinement comprise, si les explications de l'opérateur lui font défaut, et il se trouvera arrêté lorsqu'il voudra opérer lui-même.

Prenons un exemple à l'appui de cette assertion.

Il y a deux ans, je sondais dans mon amphithéâtre un malade qu'on m'avait adressé de l'hôpital de la Charité, et je reconnus un fongus à la face inférieure de la vessie. Un jeune confrère placé à côté de moi paraissait douter de la réalité du fait, et par conséquent de la vérité de mon diagnostic, parce que, dans la pratique générale, on ne reconnaît pas, on ne diagnostique pas ces sortes de tumeurs au moyen de la sonde.

Sur mon invitation, le jeune confrère saisit les anneaux de la sonde ; j'eus soin de lui indiquer, au moment d'agir, la série de mouvements qu'il fallait exécuter pour reconnaître la tumeur, en déterminer le volume, la situation ; et à son tour, il réussit à vérifier par ses propres sensations la réalité du fait qui lui semblait douteux. Dans la chirurgie interne, — et l'on n'en fait guère d'autre dans mon service , — l'opérateur ne peut se guider que par le toucher, de sorte que les instructions les plus précises et les plus minutieuses deviennent indispensables. Je m'applique surtout dans mon enseignement, à ne rien négliger, à n'oublier aucune de ces minuties qui concourent à la perfection dans la pratique.

On a pu remarquer que les travaux sur l'art de broyer la pierre ont un attrait, j'ose dire, irrésistible. Les investigations qui ont pour objet la lithotritie, séduisent, entraînent ceux qui s'y livrent ; et une fois qu'on a commencé des recherches dans cette partie de l'art, on y renonce difficilement. Nous avons vu sir Ph. Crampton à Dublin, sir B. Brodie à Londres, déjà octogénaires, continuer d'opérer et de publier leurs observations, afin de répandre l'usage de la nouvelle méthode opératoire et de combattre les fausses doctrines qui avaient pris consistance dans le Royaume-Uni (1).

Auguste Swalin (de Stockholm), prématurément enlevé à la chirurgie, exprimait sur la fin de sa vie la crainte de ne pouvoir publier un travail qu'il destinait à la défense de la lithotritie. Il avait, dit son traducteur, hâte de voir ce travail terminé ; on eût dit qu'une voix sinistre l'excitait à se presser, car la somme de ses jours allait bientôt être remplie. A peine eut-il revu et corrigé le dernier feuillet de son manuscrit qu'il s'éteignit doucement, le 9 octobre 1857.

Pour moi, encouragé par ces exemples, je consacrerai le reste de mon activité à défendre, à propager cet art salutaire, en le dégageant des accessoires dont on l'a surchargé ; heureux d'être encore utile aux malades et de transmettre aux élèves les résultats d'une longue expérience.

Je dois, en terminant, exprimer ma vive reconnaissance à l'administration de l'Assistance publique qui a créé le service des calculeux, et m'a toujours donné son appui pour rendre ce service essentiellement pratique et pour le maintenir contre ceux qui voulaient le supprimer.

Quand vint le moment de réorganiser ce service sur des bases plus larges et plus solides et dans des conditions plus en rapport avec ses besoins, l'administration accueillit mon projet avec une bienveillance toute particulière ; elle l'a défendu depuis avec persévérance et en a poursuivi très-heureusement l'exécution. Le service tel qu'il est aujourd'hui, grâce à l'intervention active de l'administration des hospices, réunit toutes les conditions désirables.

Le nombre des lits est suffisant, le local favorablement situé dans de bonnes conditions hygiéniques, et les malades y trouveront tout ce qui peut assurer leur guérison et leur bien-être.

(1) Le célèbre Brodie était presque octogénaire et sur le point de renoncer à la pratique de la chirurgie, lorsqu'il communiqua son dernier travail à la Société médico-chirurgicale de Londres. Ce grand praticien ne comptait les années de sa vie laborieuse que par les services qu'il avait rendus à l'art. (Voy. *Med. chir. transactions. Notes on lithotrity, with an account of the results of the operation in autor's practice*, t. XXXVIII, 2e série, p. 169.)

TABLE DES MATIÈRES

Paris. — Imprimerie de E. Martinet, rue Mignon, 2.

J.-B. BAILLIÈRE et FILS

LIBRAIRES DE L'ACADÉMIE IMPÉRIALE DE MÉDECINE

Paris, rue Hautefeuille, 19.

LONDRES	NEW-YORK
Hip. Baillière, 219, Regent street.	Baillière brothers, 440, Broadway.

MADRID, C. BAILLY-BAILLIÈRE, PLAZA DEL PRINCIPE ALFONSO, 16.

ŒUVRES COMPLÈTES

D'HIPPOCRATE

TRADUCTION NOUVELLE AVEC LE TEXTE EN REGARD

COLLATIONNÉ SUR LES MANUSCRITS ET TOUTES LES ÉDITIONS

ACCOMPAGNÉE D'UNE INTRODUCTION

de Commentaires médicaux, de Variantes et de Notes philologiques

SUIVIE

D'UNE TABLE GÉNÉRALE DES MATIÈRES

PAR É. LITTRÉ

Membre de l'Institut (Académie des inscriptions et belles-lettres), de l'Académie impériale de médecine, de la Société de biologie de Paris, et de la Société d'histoire naturelle de Halle.

OUVRAGE COMPLET 10 forts volumes in-8°.

Prix de chaque : 10 fr.

En publiant cet ouvrage, M. Littré a eu pour but de mettre les œuvres hippocratiques complétement à la portée des médecins de notre temps; il a voulu qu'elles pussent être lues et comprises comme un livre contemporain. Deux difficultés principales s'y opposaient : la première gisait dans des théories antiques qui, depuis longtemps, ont cessé d'être familières aux esprits, et dont l'intelligence est nécessaire pour l'interprétation d'une foule de passages; la seconde était dans l'emploi d'une ancienne langue médicale où les mots ont quelquefois une acception mal déterminée, et quelquefois aussi une acception trompeuse, attendu qu'ils ont changé de signification en passant dans le langage moderne. Pour remédier à ces difficultés, en tête de chaque traité, M. Littré a exposé dans un *Argument*, ce qui est nécessaire à l'intelligence de ce traité ; puis il a précisé, autant que la nature des choses le permettait, le langage antique, et, à cet effet, il a souvent essayé un diagnostic rétrospectif qui n'est pas entouré de moindres obscurités que le diagnostic au lit du malade. Ceci dit, nous croyons que la meilleure et la plus simple manière de faire connaître un ouvrage est d'exposer ce qu'il contient.

Le *tome Ier* est consacré presque entièrement à une *Introduction* (pages 1-478). Là sont traitées les questions préliminaires dont la solution importe à l'intelligence des livres hippocratiques. Le volume est terminé par le traité *De l'Ancienne médecine*, ouvrage important de philosophie scientifique, et où la collation des manuscrits a permis de combler une lacune considérable et de rétablir une mention d'Empédocle.

Le *tome II* renferme le traité *Des Airs, des Eaux et des Lieux*, le *Pronostic*, le livre *Du Régime des maladies aiguës*, et le premier livre *Des Épidémies*. La polémique d'Hippocrate contre les médecins de Cnide est trop importante pour n'être pas appréciée : l'école de Cos note surtout les symptômes généraux, l'école de Cnide surtout les symptômes particuliers; la première a pour doctrine une sorte de physiologie pathologique, la seconde est essentiellement descriptive. Voilà pour le système d'Hippocrate; voici pour un point considérable de sa médecine, la Pyrétologie. Les pays chauds sont affectés endémiquement de fièvres intermittentes, rémittentes et continues, marquées d'un caractère à peu près étranger aux régions tempérées non marécageuses. M. Littré a montré, dans un *Argument*, que les fièvres décrites par Hippocrate y devaient être rapportées. Cette remarque a jeté un jour tout nouveau sur la pyrétologie du vieux médecin grec, et donne un élément de plus à l'étude des maladies suivant leur distribution géographique.

Dans le *tome III* sont le troisième livre des *Épidémies*, le traité *Des Plaies de tête*, le livre *De l'Officine du médecin* et celui *Des Fractures*, un des traités les plus importants, le moins connu, qui par une révision des textes et une savante interprétation, en fait un livre que tous les chirurgiens doivent consulter. M. Littré, recherchant si Hippocrate avait connu la peste à bubons, a établi, à l'aide de textes irréfragables, que cette maladie, regardée jusqu'à présent comme récente, comparativement et comme datant du VIe siècle de l'ère chrétienne, devait être reportée plus haut et qu'elle avait sévi d'une manière épidémique dans le premier siècle au moins de cette ère et sans doute beaucoup plus tôt.

Le *tome IV* comprend le traité *Des Articulations*, le *Mochlique*, les *Aphorismes*, le *Serment* et la *Loi*. De nombreuses corrections dans le texte ont rendu très facile à lire le grand et important traité *Des Articulations*. M. Littré a terminé le volume par des *Remarques rétrospectives*; là, il classe les livres qu'il regarde comme étant d'Hippocrate lui-même, suivant les objets qui y sont traités ; là, enfin, sont appréciées les connaissances physiologiques d'Hippocrate, sa doctrine de la crase et la tentative de physiologie pathologique qu'il a faite dans le *Pronostic*.

Dans le *tome V* se trouvent les IIe, IVe, Ve, VIe et VIIe livres *Des Épidémies*, le traité *Des Humeurs*, le premier livre du *Prorrhétique* et les *Prénotions de Cos*. Ces cinq livres *Des Épidémies* donnent lieu à des études sur la pratique, la clientèle et le mode de travailler des médecins hippocratiques : ils donnent lieu aussi à un essai sur le caractère de plusieurs des grandes épidémies qui ont affligé l'antiquité.

Le *tome VI* renferme un grand nombre de traités relatifs à des objets différents : le traité *De l'Art*, destiné à combattre ceux qui prétendent que la médecine n'existe pas; *De la Nature de l'homme*; *Du Régime salutaire*, qui donne des préceptes hygiéniques; *Des Vents*, qui attribue toutes les maladies à une cause unique (le vent ou *pneuma*); *De l'Usage des liquides*; le livre premier *Des Maladies*, ouvrage dont le but est de donner au médecin des idées générales sur les nécessités pathologiques qui font qu'une maladie a telle ou telle issue, et sur les conditions que le médecin doit remplir pour exercer habilement; les livres *Des Affections*: *Des Lieux dans l'homme*, qui renferme une proposition dont l'homœopathie s'est emparée; *De la Maladie sacrée*, remarquable surtout par deux points de doctrine: le premier, c'est que toutes les maladies sont de cause naturelle; le second, c'est que toute fonction intellectuelle et morale appartient au cerveau; *Des Plaies*; *Des Hémorrhoïdes et des Fistules*, traités où il est parlé du spéculum de l'anus et de la membrane tapissant les trajets fistuleux; enfin le grand traité *Du Régime et des Songes*.

Tome VII. Des Maladies, livres II, III (162 pages). — Des Affections internes (140 pages). — De la nature de la Femme (50 pages).— Du Fœtus à sept, huit et neuf mois, de la Génération, de la nature de l'Enfant (80 pages).— Des Maladies, livre IV (70 pages), etc.

Tome VIII. Maladies des Femmes, des Femmes stériles, des Jeunes Filles, de la Superfétation, de l'Anatomie, de la Dentition, des Glandes, des Chairs, des Semaines, etc.

Tome IX. Prorrhétique. — Du Cœur. — De l'Aliment. — De la Vision. — De la nature des Os. — Du Médecin. — De la Bienséance. — Préceptes. — Des Crises, Jours critiques, Décrets, Harangues, Lettres et Discours. — Appendice.

Tome X et dernier. Dernières remarques. — Table générale alphabétique, travail considérable de 400 pages, complément indispensable dans une collection qui comprend, comme les Œuvres d'Hippocrate, 70 traités sur des sujets variés.

Les Œuvres complètes d'Hippocrate forment dix forts volumes in-8 de 700 pages chacun. Prix de chaque volume. . . . . 10 fr.

Il a été tiré quelques exemplaires sur grand papier jésus vélin. Prix de chaque volume. 20 fr.

On peut encore souscrire en retirant un volume à la fois.

HISTOIRE DE LA MÉDECINE GRECQUE DEPUIS ESCULAPE, jusqu'à Hippocrate exclusivement, par le docteur M. S. Houdart. Paris, 1856, in-8 de 320 pages. 5 fr.

ÉTUDES HISTORIQUES ET CRITIQUES sur la vie et la doctrine d'Hippocrate et sur l'état de la médecine avant lui, par le docteur Houdart, membre correspondant de l'Académie royale de médecine; 2e *édition augmentée*. Paris, 1840, in-8. 4 fr. 50

MOSCHIONIS. **DE MULIERUM PASSIONIBUS**. Libri græce et latine edente, F. Dewetz. Viennæ, 1793, in-8. 3 fr.

ALBUCASIS. **DE CHIRURGIA**, arabice et latine cura J. Channing, Oxonii. 1778, 2 vol. in-4 avec figures. 50 fr.

LA CHIRURGIE D'ALBUCASIS, traduite par le docteur Lucien Leclerc, médecin major, précédée d'une introduction. Paris, 1861, in-8, 342 pages avec pl. 6 fr.

LA MÉDECINE DU PROPHÈTE, traduit de l'arabe par Perron, ancien directeur de l'école de médecine du Caire, directeur du collége français arabe à Alger, etc. 1860. In-8 de 228 pages. 4 fr.

ŒUVRES
ANATOMIQUES, PHYSIOLOGIQUES ET MÉDICALES
DE GALIEN

Traduites sur les textes imprimés et manuscrits

ACCOMPAGNÉES DE SOMMAIRES, DE NOTES, DE PLANCHES, ETC.

Par le D[r] Ch. DAREMBERG

Bibliothécaire de la bibliothèque Mazarine, Bibliothécaire honoraire
de l'Académie de médecine, etc.

Déjà M. Littré a fait revivre Hippocrate : le prenant pour guide, M. Daremberg a fait revivre Galien, le plus illustre médecin de l'antiquité après Hippocrate.

Galien était un grand anatomiste ; il suffit, pour s'en convaincre, de suivre ses descriptions sur la nature dans le livre *De l'Utilité des parties;* — c'était un habile physiologiste, ses ingénieuses expériences sur les systèmes nerveux et sanguins en sont un irrécusable témoignage ; — c'était un pathologiste éminent, son beau traité *Des Lieux affectés* ne laisse aucun doute à cet égard.

Le traité de l'*Utilité des parties du corps*, dont on ne paraît pas avoir compris le vrai caractère, se résume dans cette sentence d'Aristote : *Que la nature ne fait rien en vain.* Aussi Galien, loin d'y traiter les questions de physiologie proprement dite, ne s'y occupe qu'à découvrir et à démontrer que les parties ne pouvaient être mieux disposées qu'elles ne le sont, et qu'elles sont parfaitement adaptées aux fonctions qu'elles ont à remplir. — Une conception hardie, et jusqu'à un certain point nouvelle, de la parfaite harmonie entre les diverses parties du corps, est une des qualités qui distinguent cet ouvrage.

Dans le *Traité des Lieux affectés*, Galien a devancé l'école moderne, en démontrant, par la théorie et par les faits, combien il importe d'abord à la connaissance des maladies, puis à la thérapeutique, de savoir exactement le siége du mal, en d'autres termes, d'arriver au diagnostic local. Cet admirable ouvrage, l'un des plus beaux titres de gloire de Galien, est pour la première fois traduit en français, il figure tout entier dans le second volume.

Les traités *Des Facultés naturelles*, *Du Mouvement des muscles*, *Des Sectes, aux étudiants*, *De la meilleure Secte à Thrasybule*, nous présentent une idée à peu près complète de la physiologie théorique et expérimentale de Galien.

Le traité *De la Méthode Thérapeutique à Glaucon* donnera une idée de la manière dont il concevait et exposait les généralités sur la médecine.

Les *Œuvres de Galien* forment 2 forts volumes grand in-8 de 700 pages. Prix de chaque, 10 francs.

ŒUVRES

D'ORIBASE

TEXTE GREC, EN GRANDE PARTIE INÉDIT

COLLATIONNÉ SUR LES MANUSCRITS

Traduit pour la première fois en français, avec une Introduction, des Notes, des Tables et des Planches,

PAR LES DOCTEURS

BUSSEMAKER ET DAREMBERG.

6 forts vol. in-8, gr. papier, imprimé à l'Imprimerie impériale,

Les tomes I à IV, chacun de 750 pages, sont en vente. — Prix du vol. : 12 fr.

Les amis des lettres et de la médecine ancienne applaudiront à la publication des Œuvres complètes d'Oribase ; c'est pour la première fois qu'elles ont été réunies avec de notables augmentations. — Une partie seulement de la *Collection médicale*, véritable *encyclopédie* de la médecine ancienne, avait été publiée en grec. Le *Synopsis* en neuf livres, et le traité *Ad Eunapium* en quatre livres, n'ont jamais été publiés qu'en latin.

Pour entreprendre un travail de cette importance, il fallait les longues études, les laborieuses recherches et le dévouement de MM. Daremberg et Bussemaker; il fallait, de plus, les heureuses circonstances où s'est trouvé M. Daremberg, qui a été chargé par le ministre de l'instruction publique de quatre missions littéraires dans les principales bibliothèques d'Allemagne, de Belgique, d'Angleterre et d'Italie, pour y recueillir de nombreux matériaux.

On sait qu'un des grands mérites des Œuvres d'Oribase est d'être formées d'extraits textuels de médecins et de chirurgiens anciens, dont plusieurs nous seraient à peu près inconnus, si ces précieux fragments n'avaient été sauvés par le médecin et l'ami de l'empereur Julien.

Les livres Chirurgicaux d'Oribase ont un intérêt tout particulier ; cependant ils sont peu connus : cela tient à ce que les uns ne sont publiés qu'en grec, et que pour les autres la traduction latine est souvent aussi difficile à entendre que le texte.

Les livres publiés par Cocchi et par le cardinal Ang. Mai ont été revus sur les manuscrits de Florence et du Vatican par MM. Bussemaker et Daremberg.

Les fragments retrouvés par M. Bussemaker, trois livres de la *Collection médicale* entièrement inconnus et découverts par Dietz et par M. Daremberg, ajoutent un nouveau prix aux œuvres d'Oribase.

Les quatre volumes publiés comprennent :

Tome Ier. Plan de la collection des médecins grecs. — Les rapports de l'Académie des inscriptions et belles-lettres et de l'Académie impériale de médecine. — Collection médicale, livres comprenant les aliments, les boissons, les exercices (avec des notes sur la Gymnastique chez les anciens).

Tome IIe. Collection médicale, livres comprenant les émissions sanguines et les évacuations ; de l'air et des localités ; des médicaments externes ; des bains ; médication topique ; médicaments simples, médicaments composés (avec des notes importantes).

Tome IIIe. Physiologie et Pathologie générales, physiologie de la Génération ;

hygiène, pathologie et symptomatologie générales; Splanchnologie; Nomenclature, os, muscles, nerfs, vaisseaux; Tumeurs contre nature (abcès, sinus, vésicules, fistules, gangrène, etc., du sphacèle, de l'érysipèle, des squirrhes, de l'herpès, de la phagédénne, de l'œdème, des furoncles, etc.).

Tome IVe. Comprenant : des Tumeurs enkystés ; des contractures de la langue; des varices, des scrofules, de l'emphysème, de l'anévrysme, du traitement de l'éléphantiasis, des dépôts, des fractures, des luxations, du déplacement des os du pied, des lacs, des bandages et des machines, du plinthium de Nilée, du glossocome de Nymphadore, machine de l'artisan, du ban d'Hippocrate, de l'hypospadias, de la hernie, des ulcères, etc.

PUBLICATIONS DE J.-B. BAILLIÈRE ET FILS.

HISTOIRE DE LA MÉDECINE depuis son origine jusqu'au XIXe siècle, par le docteur P.-V. Renouard, membre de plusieurs sociétés savantes. Paris, 1846, 2 vol. in-8. 12 fr.

L'auteur, en composant cet ouvrage, a voulu démontrer qu'entre tant d'opinions diverses ou contraires qui ont dominé depuis l'origine de la médecine, il existe en médecine quelque chose d'utile et de certain, quelque principe dont l'évidence frappe comme celle d'un axiome de mathématique, quelque règle pratique dont l'utilité est incontestable. Il a pensé qu'un médecin qui est animé du sentiment de ses devoirs et pour qui la pratique n'est pas de la routine, ne pouvait rester indifférent à ces questions. Tel est le but de cet ouvrage : il est divisé en HUIT PÉRIODES qui comprennent : I. PÉRIODE PRIMITIVE ou d'instinct, finissant à la ruine de Troie, l'an 1184 avant J.-C. II. PÉRIODE SACRÉE ou mystique, finissant à la dispersion de la Société pythagoricienne, 500 ans avant J.-C. III. PÉRIODE PHILOSOPHIQUE, finissant à la fondation de la bibliothèque d'Alexandrie, 320 ans avant J.-C. IV. PÉRIODE ANATOMIQUE, finissant à la mort de Galien, l'an 20 de l'ère chrétienne. V. PÉRIODE GRECQUE, finissant à l'incendie de la Bibliothèque d'Alexandrie, l'an 649. VI. PÉRIODE ARABIQUE, finissant à la renaissance des lettres en Europe, l'an 1400. VII. PÉRIODE ÉRUDITE comprenant le XVe et le XVIe siècle. VIII. PÉRIODE RÉFORMATRICE, comprenant les XVIIe et XVIIIe siècles.

LETTRES PHILOSOPHIQUES ET HISTORIQUES SUR LA MEDECINE AU XIXe SIÈCLE, par le docteur P.-V. Renouard. Troisième édition, corrigée et considérablement augmentée. Paris, 1861. In-8 de 240 pages. 3 fr. 50

Ces lettres traitent : I. La médecine jugée par les médecins. — II. Est-il, en médecine, un moyen de discerner le vrai du faux, le certain de l'hypothèse? — III. Des causes qui engagèrent les médecins à quitter la voie primitive de l'observation pure. — IV. La physiologie pathologique peut-elle être, oui ou non, en totalité ou en partie, le fondement direct et immédiat de la thérapeutique. — V. De l'éclectisme en médecine. — VI. De l'homœopathie. — VII Des méthodes thérapeutiques? — VIII. Réponse à quelques objections concernant la doctrine empiri-méthodique. — IX. Du rang que la médecine doit occuper dans un système général des connaissances humaines, et du degré de certitude qu'elle peut atteindre. — X. Les doctrines médicales devant l'Académie impériale de médecine. — XI. Les doctrines médicales devant les Facultés de médecine de France.

LA MÉDECINE ET LES MÉDECINS, philosophie, doctrines, institutions, critiques, mœurs et biographies médicales, par Louis Peisse. Paris, 1857. 2 vol. in-18 jésus. 7 fr.

Cet ouvrage comprend : Esprit, marche et développement des sciences médicales. — Découvertes et découvreurs. — Sciences exactes et sciences non exactes. — Vulgarisation de la médecine. — La méthode numérique. — Le microscope et les microscopistes. — Méthodologie et doctrines. — Comme on pense et ce qu'on fait en médecine à Montpellier. — L'encyclopédisme et le spécialisme en médecine. — Mission sociale de la médecine et du médecin. — Philosophie des sciences naturelles. — La philosophie et les philosophes par-devant les médecins. — L'aliénation mentale et les aliénistes. — Phrénologie : bonnes et mauvaises têtes, grands hommes et grands scélérats. — De l'esprit des bêtes. — Le feuilleton. — L'Académie de médecine. — L'éloquence et l'art à l'Académie de médecine. — Charlatanisme et charlatans. — Influence du théâtre sur la santé. — Médecins poëtes. — Biographie.

HISTOIRE DES SCIENCES NATURELLES AU MOYEN AGE, ou Albert le Grand et son époque considérés comme point de départ de l'école expérimentale, par F.-A. Pouchet, directeur du Muséum d'histoire naturelle de Rouen. Paris, 1853. 1 beau vol. in-8. 9 fr.

Table des matières : Introduction. — Ecole scandinave. — Ecole franco-gothique. — Ecole bizantine. — Ecole arabe. — ECOLE EXPÉRIMENTALE : Albert le Grand, St-Thomas d'Aquin, Roger Bacon, Alfred le Philosophe, Raymond de Lulle, Duns Scott, Trithème, Bazile Valentin, Nicolas Flamel, Vincent de Beauvais, Abélard, Barthélemy, Brunetto Latini, Richard de Furnival, Agricola, Platearius, Simon de Cordo, Leoniceno, J. de Dondis, P. Sanctinus, Léonard de Vinci, Arnaud de Villeneuve, P. d'Abano, Lanfranc, Guy de Chauliac, J. de Vigo, Mundinus, Béranger de Carpi, Achillini, Marco Polo, etc.

L'ÉCOLE DE SALERNE. Traduction en vers français, par CH. MEAUX SAINT-MARC, avec le texte latin en regard (1870 vers), précédée d'une introduction par M. le docteur Ch. Daremberg. — **DE LA SOBRIÉTÉ**, conseils pour vivre longtemps, par L. CORNARO, traduction nouvelle. Paris, 1861, 1 joli vol. in-18 jésus de LXXII-344, avec 5 vignettes. 3 fr. 50

LETTRES DE GUI PATIN. Nouvelle édition augmentée de lettres inédites, précédée d'une notice biographique, accompagnée de remarques scientifiques, historiques, philosophiques et littéraires, par REVEILLÉ-PARISE, membre de l'Académie impériale de médecine. Paris, 1846, 3 vol. in-8, avec le *portrait* et le fac-simile de GUI PATIN. 21 fr.

Les lettres de Gui Patin sont de ces livres qui ne vieillissent jamais, et quand on les a lues on en conçoit aussitôt la raison. Ces lettres sont en effet, l'expression la plus pittoresque, la plus vraie, la plus énergique, non-seulement de l'époque où elles ont été écrites, mais du cœur humain, des sentiments et des passions qui l'agitent. Tout à la fois savantes, érudites, spirituelles, profondes, enjouées, elles parlent de tout mouvements des sciences, hommes et choses, passions sociales et individuelles, révolutions politiques, etc. C'est donc un livre qui s'adresse aux savants, aux médecins, aux érudits, aux gens de lettres, aux moralistes, etc.

ÉTUDES SUR LE TRAITÉ DE MÉDECINE D'ABOUJAFAR AH'MAD, intitulé : *Zad Al-Mocafir*, « La provision du voyageur, » par G. Dugat, membre de la Société asiatique. Paris, 1853, in-8 de 64 pages. 2 fr. 50

HISTOIRE DE L'ANATOMIE, par Th. LAUTH, professeur de la Faculté de médecine de Strasbourg. *Strasbourg*, 1815. Tome I, in-4 de 600 pages. 12 fr.

Seul volume publié, dont il reste seulement quelques exemplaires.— Le plus savant ouvrage qui ait été publié sur l'histoire de l'anatomie ; il comprend : — I. Anatomie des Égyptiens.— II. Anatomie des philosophes de la Grèce. — III. Anatomie des Asclépiades. — IV. Anatomie de l'école d'Alexandrie. — V. Anatomie de Galien. — VI. Anatomie de l'école d'Italie.

CELSI (A.-C.) **DE RE MEDICA LIBRI OCTO**, editio nova, curantibus P. FOUQUIER, in Facultate Parisiensi professore, et F.-S. RATIER, D. M. Parisiis, 1823, in-18. 2 fr.

CELSE (A.-C.). **TRAITÉ DE LA MÉDECINE** en VIII livres; traduction nouvelle par FOUQUIER, professeur de la Faculté de médecine de Paris, et RATIER. Paris, 1824, in-18 de 550 pages. 2 fr.

ÉTUDES HISTORIQUES ET CRITIQUES SUR LES MÉDECINS NUMISMATISTES, contenant leur biographie et l'analyse de leurs écrits, par le docteur L.-J. RENAULDIN, membre de l'Académie impériale de médecine. Paris, 1851, in-8. 5 fr.

NOTICES ET EXTRAITS DES MANUSCRITS MÉDICAUX GRECS, LATINS ET FRANÇAIS, des principales bibliothèques d'Europe, 1re partie, BIBLIOTHÈQUES D'ANGLETERRE, par le docteur Ch. DAREMBERG. Paris, 1853, in-8. 7 fr.

GLOSULÆ QUATUOR MAGISTRORUM SUPER CHIRURGIAM ROGERII ET ROLANDI, publiées pour la première fois par le docteur Ch. DAREMBERG. *Napoli*, 1854, in-8 de LXIV-228 pages. 4 fr. 50

DE SECRETIS MULIERUM, De chirurgia, de modo medendi, libri septem, Poema medicum ; nunc primum ad fidem codicis Mazarinæi, edidit C. DAREMBERG. *Napoli*, 1854, in-8 de 178 pages. 3 fr. 50

STORIA DELLA MEDICINA IN ITALIA, dell dott. Salvator RENZI, medico napolitano. *Napoli*, 1845 à 1848. 5 forts vol. in-8. 40 fr.

FLOS MEDICINÆ, scholæ salertina, seconde édition entièrement refondue, comprenant les travaux inédits de Baudry de Balzac, et les vers nouvellement recueillis par Ch. Daremberg et S. de Renzi, publié par les soins du docteur S. DE RENZI, Naples, 1859, in-8 de LXVIII-128 pages. 4 fr.

COLLECTIO SALERNITANA, ossia documenti inediti, et trattati di medicina appartenenti alla scuola medicina salernitana, raccolti ed illustrati da Herschel, C. Daremberg e S. de Renzi; premessa la storia della scuola. *Napoli*, 1852 et suiv. 5 vol. in-8. 40 fr.

STORIA DOCUMENTA DELLA SCUOLA MEDICA DI SALERNO, seconda edizione. *Napoli*, 1857, in-8 de 608-CLXXXIV pages. 12 fr.

MAGISTRI SALERNI. Tabulæ et Compendium, extraits des manuscrits de la

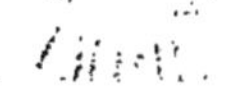

Bibliothèque impériale de Paris, enrichis de notes et de notices bibliographiques et historiques de Baudry de Balzac. Naples, 1859, in-8 de 68 pages. 2 fr. 50

OEUVRES COMPLÈTES D'AMBROISE PARÉ, revues et collationnées sur toutes les éditions, avec les variantes; *ornées de 217 figures* et du portrait de l'auteur, accompagnées de notes historiques et critiques, et précédées d'une introduction sur l'origine et les progrès de la chirurgie en Occident du VIe au XVIe siècle, et sur la vie et les ouvrages d'Ambroise Paré, par J.-F. MALGAIGNE, chirurgien de l'hôpital de la Charité, professeur à la Faculté de médecine de Paris. Paris, 1840, 3 vol. grand in-8 à deux colonnes. 36 fr.

ÉLOGES LUS DANS LES SÉANCES PUBLIQUES DE L'ACADÉMIE ROYALE DE CHIRURGIE DE 1750 A 1792, par A. LOUIS, recueillis et publiés pour la première fois, au nom de l'Académie impériale de médecine, et d'après les manuscrits originaux, avec une Introduction, des notes et des éclaircissements, par FRED. DUBOIS (d'Amiens), secrétaire perpétuel de l'Académie impériale de médecine. Paris, 1859, 1 vol. in-8 de 548 pages. 7 fr. 50

Cet ouvrage contient: Introduction historique par *M. Dubois*, 76 pages; Eloges de J.-L. Petit, Bassuel, Malaval, Verdier, Rœderer, Molinelli, Bertrandi, Foubert, Lecat, Ledran, Pibrac, Benomont, Morand, Van Swieten, Quesnay, Haller, Flurent, Willius, Lamartinière, Houstet, de la Faye, Bordenave, David, Faure, Caqué, Fagner, Camper, Hevin, Pipelet, et l'éloge de Louis, par Sue.

Embrassant tout un demi-siècle et renfermant, outre les détails historiques et biographiques, des appréciations et des jugements sur les faits, cette collection forme une véritable histoire de la chirurgie française au XVIIIe siècle.

HISTOIRE DES MEMBRES DE L'ACADÉMIE ROYALE DE MÉDECINE, ou Recueil des éloges lus dans les séances publiques, par E. Pariset, secrétaire perpétuel de l'Académie de médecine, etc., *édition complète*, publiée sous les auspices de l'Académie, précédée de l'éloge de Pariset, par F. DUBOIS (d'Amiens), secrétaire perpétuel de l'Académie de médecine. Paris, 1850, 2 beaux vol. in-12. 7 fr.

Cet ouvrage comprend: Discours d'ouverture de l'Académie royale de médecine. — Éloge de Corvisart, — Cadet de Gassicourt, — Berthollet, — Pinel, — Beauchêne, — Bourru, — Percy, — Vauquelin, — G. Cuvier, — Portal, — Chaussier, — Dupuytren, — Scarpa, — Desgenettes, — Laennec, — Tessier, — Huzard, — Marc, — Lodibert, — Bourdois de la Motte, — Esquirol, — Chevreul, — Larrey, — Lerminier, — A. Dubois, — Alibert, — Geoffroy Saint-Hilaire, — A. Paré, — Broussais, — Bichat, etc.

CODE MÉDICAL, ou Recueil des Lois, Décrets et Règlements sur l'étude, l'enseignement et l'exercice de la médecine civile et militaire en France, par AMÉDÉE AMETTE, secrétaire de la Faculté de médecine de Paris. *Troisième édition*, revue et augmentée. Paris, 1859, 1 vol. in-12 de 560 pages. 4 fr.

Ouvrage traitant des droits et des devoirs des médecins. Il s'adresse à tous ceux qui étudient, enseignent ou exercent la médecine, et renferme dans un ordre méthodique toutes les dispositions législatives et réglementaires qui les concernent.

HISTOIRE ET SYSTÉMATISATION GÉNÉRALE DE LA BIOLOGIE, principalement destinée à servir d'introduction aux études médicales, par le docteur L.-A. SEGOND, agrégé de la Faculté de médecine de Paris, etc. Paris, 1851, in-18 de 204 pages. 2 fr. 50

LITTERATURA MEDICA DIGESTA, sive Repertorium medicinæ praticæ, chirurgiæ, atque rei obstetricæ, concinnavit G.-G. PLOUCQUET. *Stuttgard*, 1808-1809, 4 vol. grand in-4; cum supplemento, 1813, in-4. Les 5 vol. in-4. 60 fr.

TRAITÉ PHYSIOLOGIQUE ET PHILOSOPHIQUE DE L'HÉRÉDITÉ NATURELLE DANS LES ÉTATS DE SANTÉ ET DE MALADIE DU SYSTÈME NERVEUX, avec l'application méthodique des lois de la procréation au traitement général des affections dont elle est le principe. Ouvrage où la question est considérée dans ses rapports avec les lois primordiales, les théories de la génération, les causes déterminantes de la sexualité, les modifications acquises de la nature originelle des êtres et les diverses formes de névropathie et d'aliénation mentale, par le docteur P. LUCAS, Paris, 1848-1850, 2 forts vol. in-8. 16 fr.

Le tome II et dernier. Paris, 1850, in-8 de 940 pages. 8 fr. 50

Paris. — Imp. de L. MARTINET, rue Mignon, 2.

J.-B. BAILLIÈRE ET FILS,
LIBRAIRES DE L'ACADÉMIE IMPÉRIALE DE MÉDECINE,
Rue Hautefeuille, 19, à Paris.

Londres	Madrid	New-York
Hyppolyte Baillière.	C. Bailly-Baillière.	Baillière Brothers.

Leipzig, E. Jung Treuttel, Querstrasse, 10.

Janvier 1864.

DICTIONNAIRE
GÉNÉRAL
DES EAUX MINÉRALES
ET
D'HYDROLOGIE MÉDICALE

COMPRENANT

LA GÉOGRAPHIE ET LES STATIONS THERMALES,
LA PATHOLOGIE THÉRAPEUTIQUE, LA CHIMIE ANALYTIQUE,
L'HISTOIRE NATURELLE, L'AMÉNAGEMENT DES SOURCES,
L'ADMINISTRATION THERMALE, ETC.

PAR MM.

M. DURAND-FARDEL
Inspecteur des sources d'Hauterive à Vichy,
Secrétaire général de la Société d'hydrologie médicale de Paris,
Chevalier de la Légion d'honneur.

Eugène LE BRET
Inspecteur des eaux minérales de Baréges,
Secrétaire des séances de la Société d'hydrologie médicale de Paris,
Vice-président de la Société de biologie.

J. LEFORT
Pharmacien, membre de la Société d'hydrologie médicale de Paris.

Avec la collaboration de

M. JULES FRANÇOIS
Ingénieur en chef des mines,

POUR LES APPLICATIONS DE LA SCIENCE DE L'INGÉNIEUR A L'HYDROLOGIE MÉDICALE.

Deux forts volumes grand in-8, ensemble 1696 pages,
Avec 13 figures intercalées dans le texte.

Prix, franco par la poste : 20 francs.

L'hydrologie médicale comprend un grand nombre de sujets : elle embrasse l'hydrologie générale, la chimie analytique, la pathologie, la thérapeutique, la physique, l'histoire naturelle, etc., et il n'est guère de circonstances où l'indication des eaux minérales ne fasse naître la nécessité de posséder sur toutes ces questions des notions précises : le médecin et le malade, l'inspecteur et l'ingénieur, le chimiste et le naturaliste, ont besoin de trouver à leur portée, sous une forme complète et concise, exacte et facile, les renseignements qui leur sont indispensables et qui souvent leur font défaut.

Un rapide examen des différents points de vue qu'il a fallu envisager dans le *Dictionnaire des eaux minérales* donnera une idée des services que ce livre est appelé à rendre.

L'*hydrologie générale* est le sujet d'articles importants : articles de méthodologie et de doctrine, où sont discutés les principes et les faits; articles de législation, où sont reproduits les textes qui régissent actuellement la matière, et examinées les principales questions administratives qui s'y rattachent; articles de géographie, où sont passées en revue toutes les régions thermales du globe, depuis Paris jusqu'au dernier bourg de l'Allemagne; articles concernant les applications de l'art de l'ingénieur, dont les principes si nécessaires n'avaient pas encore été formulés, dont les faits si intéressants n'avaient pas encore été exposés.

Après les questions générales, venons aux sujets spéciaux de l'hydrologie médicale.

Les *stations* et les *sources thermales* sont étudiées, non-seulement en France, non-seulement en Europe, mais encore partout où leur présence a été révélée et constatée. Si, pour les plus importantes de notre pays et des contrées voisines, des documents complets sur la topographie, sur la constitution chimique, sur les applications thérapeutiques, font des articles qui leur sont consacrés de véritables monographies, tous les renseignements connus, ou du moins les plus essentiels, sont consignés sur la moindre d'entre elles.

On sait combien l'*analyse chimique* offre de sujets de dissidence entre les savants qui s'y sont exercés ; dans le *Dictionnaire général des eaux minérales*, toutes les questions ont été, nous ne dirons pas résolues, mais discutées ; chacun des corps simples ou composés dont l'existence a été reconnue dans une source quelconque, est étudié ; chacun des procédés et des résultats d'analyse, quelquefois nouveaux, toujours empruntés aux autorités les plus récentes et les plus recommandables, a été soigneusement contrôlé.

S'il y a autant d'incertitude dans la chimie hydrologique, combien plus dans la *thérapeutique hydrologique?* Cependant, en raison même de leur importance pratique, ces questions ont trouvé une place très considérable. Chacune des maladies, chacune des conditions pathologiques de l'organisme, dans lesquelles les eaux minérales peuvent utilement intervenir, est l'objet d'un article spécial où les indications, et les contre-indications sont posées d'après les données de l'expérience

Quant à la *physique*, à l'*histoire naturelle* et à la *géologie*, elles ont reçu un développement proportionnel à l'intérêt secondaire qu'elles présentent au point de vue de l'hydrologie médicale, pour laisser plus d'étendue aux questions pratiques.

Tel a été le plan adopté par les auteurs du *Dictionnaire des eaux minérales.* Mais nous ne donnerions qu'une idée imparfaite de leur œuvre, si nous n'ajoutions que ce n'est pas une compilation de tout ce qui a été publié sur la matière depuis cinquante ou soixante ans : un esprit fécond de doctrine et de critique domine leur œuvre, et tout en profitant des travaux d'hydrologie médicale publiés en France, en Angleterre, en Allemagne, en Suisse, en Italie, etc., les auteurs ont su trouver, dans leurs études personnelles et dans leur pratique journalière, le sujet d'observations nouvelles et de découvertes originales.

Comme garantie de l'autorité qu'ont dans les questions d'hydrologie médicale les auteurs du *Dictionnaire des eaux minérales*, il nous suffira de rappeler que M. le docteur Durand-Fardel est médecin-inspecteur des sources d'Hauterive, à Vichy; que M. le docteur Le Bret, après avoir été attaché en 1850, comme interne, au service thermal de Néris, et occupé successivement le poste de médecin-inspecteur à Balaruc et celui de médecin-inspecteur adjoint des eaux d'Uriage, est aujourd'hui médecin-inspecteur des eaux de Baréges; que M. J. Lefort, pharmacien à Paris, est l'auteur du *Traité de chimie hydrologique* et de nombre d'autres travaux, honorés par les récompenses de l'Académie de médecine.

Mais les auteurs du *Dictionnaire*, expérimentés dans tout ce qui concerne les eaux minérales de la France ou de l'Étranger, la thérapeutique et la chimie hydrologiques, ont cru devoir réclamer le concours d'un ingénieur des mines, qui, par ses études spéciales, fût à même de traiter avec tout le développement et toute l'importance que comportent ces questions, les applications de la science de l'ingénieur à l'hydrologie médicale, et ils ne pouvaient mieux choisir que M. J. François, si connu pour les beaux travaux qu'il a fait exécuter à Aix, Amélie-les-Bains, Bagnères, Cauterets, Eaux-Bonnes, Luchon, Luxeuil, Plombières, Vichy, Ussat, etc., etc. Nous signalerons, comme dus à sa collaboration spéciale, entre autres, les articles : *Aménagement*, *Appropriation*, *Architecture*, *Baignoire*, *Buée*, *Buvette*, *Captage*, *Chauffage*, *Conduite*, *Conservation*, *Distribution*, *Douches*, *Etuves*, *Gisement*, *Groupement*, *Infiltrations*, *Jaugeages*, *Matériaux*, *Mines* (*Eaux de*), *Origine des eaux*, *Périmètre de protection*, *Puisement et transport*, *Pyrénées*, *Recherches*, *Réfrigération*, *Réservoirs*, *Robinetterie*, *Serpentinage*, *Tremblements de terre*, *Vapeur*, *Ventilations*, *Volcans*, *etc.*

Paris. — Imprimerie de E. Martinet, rue Mignon, 2.

www.ingramcontent.com/pod-product-compliance
Ingram Content Group UK Ltd.
Pitfield, Milton Keynes, MK11 3LW, UK
UKHW020301220726
13923UKWH00002B/986

9 782329 120881